依存から自立そして自活へ

―頭痛診療から見えた日本の影―

永関 慶重

22世紀アート

序にかえて――依存から自立、そして自活へ

セロトニン欠乏は何をもたらすか

脳神経外科医が心療内科をも標榜して、二〇〇三年四月に全国で初めてクリニック名に「頭痛」を冠して開業して十七年が経過しました。さらに、開院当初から物忘れ診断外来も開設して、頭痛・うつ・認知症を三本柱に診療を行ってきました。後程示しますが、開院十六年六ヵ月の時点での頭痛患者さんの数は、三万一千四百三十一例、うつの患者さんの数は一万二千一百二十九例、また認知症の患者さんは三千二十五例でした。これら多くの患者さん方の日々の外来診療を通して言えることは、患者さんのみならずご家族までも巻き込む悩ましい病態です。日々の生活の中で、頭痛、ストレスなどによる心の問題や物忘れなどは、単なる症状のみではなく、心理的要因や家庭、学校や職場などの環境要因が大きく関与するため、単に薬物治療のみでは不十分であり、背景因子をも可及的につまびらかにする必要があります。そのため、一筋縄でいかない診療に注力する必要があります。

以上のような日々の診療の中で、患者さんの背景因子と向き合うことで、多くを学ぶことができました。そして現代日本の深層にも及ぶ諸問題が露呈してきました。二〇一一年一月十四日に発刊された初版の「頭痛クリニック開院」の前半の頭痛の項目に、当院で開発した「頭痛グラフ」の有用性、近年国際頭痛学会でも注目されている小児の頭痛、さらに難治性頭痛で頭痛薬に依存する薬物乱用頭痛を加筆しました。さらに、頭痛診療を通して、心理的背景も踏まえて患者さんから学んだ、うつに関連したセロトニンの働きを詳述し、さらに発達障害の患者さんが増加の一途で、家族のストレスも含め、大幅に加筆いたしました。その結果、「依存から自立そして自活」への道を改めて問いたいと思います。

日本が夜型社会へと大きく変貌したのは一九八〇年代といわれています。その先駆けとなったのは一九六五年に放送が始まった日本テレビと読売テレビの「11ＰＭ」に代表される深夜番組の登場と、一九七〇年代後半からあっという間に全国に広がったコンビニエンス・ストアの存在です。当時のコンビニエンス・ストアのキャッチフレーズは「夜の街は眠らない」というものでした。そして一九八三年、発売と同時に過熱したファミコンブーム、またレンタルビデオの浸透、さらにはパソコンの普及、そしてインターネット社会の到来。人が夜活動する夜型社会になってきたのです。

セロトニン研究の第一人者・東邦大学医学部名誉教授の有田秀穂先生は「キレる脳」という論文で、この夜型社会がキレやすい人間を増やし、うつ病患者や自殺者増加の要因になっていると述べておられます。有田教授は「人は本来昼行性動物であり、夜はしっかり寝て朝起き、朝日を浴びながら歩いたり、咀嚼したり、リズム運動を行うことで、セロトニンが増える。しかし夜型社会になると、夜はほとんどビデオを見たりゲームやインターネットに興じて、朝やっと寝付いて昼間は眠り、夜になるとまたゲームやインターネットというような生活を日々繰り返すことでセロトニン欠乏状態を引き起こすことになる。このセロトニンという物質は、衝動、不安やイライラの神経伝達物質であり、この働きが低下するとキレやすくなったり、うつ病になったり、ひいてはその衝動性のために自殺する原因にもなっている」と指摘されています。夜型社会によってセロトニン欠乏を引き起こした結果、子供たちのキレやすい事例がマスコミを騒がし、二十代前半の夫婦による幼児虐待の増加、うつ病の増加や自殺者の増加を招いたと論を進めていかれるのは、実に説得力があります。本著で多くの頁を当てている片頭痛も実はセロトニン不足が大きな原因の一つと考えられています。

近年、精神科学会では、一時「非定型うつ病」が注目されておりました。元々の生真面目な性格によるメランコリー型うつ病の患者さんは、嬉しいことがあっても気分が改善することはないのが一般的です。しかし、非定型うつ病の患者さん方は、嬉しいこと、楽しいことや好きなことをやっていると気分が改善するといった特徴があります。また、学校や職場における人との関わりが苦手なのも特徴の一つです。この結果、心身ともに不調を訴え受診する若い患者さんも日頃よく経験されます。さらにそれ以上に学校や社会への適応不良になり、頭痛を訴えて受診する患者さんが増加しているのも特徴です。当院に勤務する公認心理師による神経発達テストにより、自閉症スペクトラム障害や注意欠陥多動性障害などの発達障害の患者さんの診断が可能となり、前著に比べ診療の幅を広げながら、彼らの特性を理解できるようになりました。このような患者さんは、その発達特性から、生来から人との関わりが苦手であることから、集団生活がストレスになり、頭痛を訴えるようになります。この頭痛が毎朝自覚されると気分も滅入ってしまいます。そこで早く良くなりたい一心で、本人も家族も、「頭痛イコール鎮痛薬」と思い込み、ひたすら鎮痛薬に依存し、難治性となり受診される例があとを絶ちません。このような例は、「行きたくない症候群」と本人や家族に伝えております。ここに薬物乱用頭痛が潜んでおります。

ニート・フリーターさらにひきこもりは、二十一世紀後半の日本社会に大きな影を落とすことが予測されます。十五歳以上～六十五歳未満の年齢層は生産年齢人口といわれていますが、彼らがこのまま働かず学ばない状態でいると、生産性が極めて低下することになります。社会的に安定している人口ピラミッドの末広がりの年齢構成は、二〇二五年以降は釣鐘型となりニートやフリーターの増加は高齢化社会を支える生産年齢人口の減少を明らかに助長してしまいます。これによって日本の二十一世紀後半は、現在以上の極めて不安定な経済社会になることは想像に難くありません。

ニート、フリーター、非定型うつ病や発達障害、さらにはワーキングプア、生活困窮者、困窮死も含め、今後、国家を挙げての喫緊の最重要課題だと思います。ニートの成因については、まだ明確な答えは出ていません。「三つ子の魂百まで」という言葉がありますが、人間の大脳の神経細胞の数は百四十億個で、これらの相互の神経細胞をつなぐ連絡網は三歳までに急成長し、十歳までが最も神経細胞間の神経線維が伸びる時期です。

要するにこの時期に「耐える、こらえる、踏ん張る」ことや、「人への慈愛」、「世の中で生きる上の規範」などをしっかり教え込むことが大切なのです。これらは家庭教育で行なうものであり、学校は家庭内で育まれた人間的な基礎的素養の上に人間関係の構築法を学び、一般教養を身に付け、学問を磨き、自分の個性に合った芸術やスポーツの鍛錬を行なうところです。

ここで強調したいのは、一見平和に見える日本社会は、二〇一六年にWHOから発表された日本の自殺者数は、世界で十八番目ですが、先進国の中では、七番目であります。ニート、フリーターや引きこもりや虐待の増加などにより、生産性が低下して、キレやすい社会に移行することが強く危惧されます。借金大国日本と高潔な民族である日本人の精神文化の低迷は、日本沈没ということになるのではないでしょうか？「耐える、こらえる、踏ん張る」という精神性の高揚が現代日本の急務です。そこから「依存から自立、そして自活」の道が見えてきます。

人間の脳と心は、鍛えれば鍛えるほどその期待に応えるものです。物質至上主義では脳も心も育ちません。人間愛を育み、人間力の養成と事に処して耐え抜くパワーを徹底して仕込むことが家庭教育の最重要課題です。私の人生は小さい頃の耐乏生活をベースに、「へこたれるな」と父から教えられたその言葉ひとつが自分の心の糧です。

本編後半で述べる幼少児期からの耐乏生活や、頭痛診療を通して患者さんから多くを学び、共に成長を念じてきました。本著は、自分史と頭痛診療を通して、「依存から自立、そして自活」する自分と社会を念じ、高潔な日本再生を切望するものであります。

追記

頭痛持ちでない方や、頭痛に興味のない方は、第六章からお読みいただくことをお勧め致します。

医療法人　斐水会
ながせき頭痛クリニック
永関慶重

目　次

序にかえて——依存から自立、そして自活へ　1
セロトニン欠乏は何をもたらすか　1
第一章　脳神経外科医から頭痛専門医へ　19
診療所名に「頭痛」を入れた、日本で最初のクリニック　19
『国際頭痛分類第二版』とトリプタン製剤の登場　21
見逃される片頭痛　28
うつ症状の患者さんの多さに驚く　30

第二章　なぜ、片頭痛は見逃されるのか　35
頭の両側が痛い片頭痛も　35
片頭痛の特徴的症状　39
片頭痛はなぜ起きるのか　45
患者さんに頭痛の起きるメカニズムを示す　48
第三章　片頭痛の特効薬トリプタンとはどんな薬か　51
鎮痛薬は火を消さない機動隊　51
市販の鎮痛薬と薬物乱用頭痛　52

患者さんのデータで確信　54
トリプタン製剤はなぜ効果が高いのか　58
トリプタン製剤の特徴と服用の注意点　62
トリプタン製剤の服用タイミング　66
片頭痛を誘発するものを避ける　67
片頭痛の予防薬　71
生理痛とみまごう月経関連片頭痛は難治性で長引く　78
小児と思春期の片頭痛　81

第四章　群発頭痛とその近縁疾患　85
眼の奥がえぐられるような痛み　85
イミグラン皮下注射と点鼻液　90
群発頭痛の予防　93
さまざまな群発頭痛　96
群発頭痛の近縁疾患　97
三叉神経・自律神経性頭痛の疑い　99
特殊なタイプの片頭痛　100

第五章　緊張型頭痛　103
頭全体が締め付けられるような痛み　105
頭頸部の三つの姿勢から分類する　109
下向き姿勢の緊張型頭痛と肩上げ状態の緊張型頭痛　115
上向き後屈位姿勢　117
慢性緊張型頭痛の原因　118
緊張型頭痛への対処法　119
薬剤の使用過多による頭痛（薬物乱用頭痛）
—頭痛薬への依存から自立へ—　121

頭痛を見るために頭痛グラフを考案　125

第六章　なぜ、うつになるのか　131

うつ病と養育歴との関係はあるか？　132
セロトニン神経は三～六歳で活発化　134
ちょっとした一言が大切　135
脳は心のありか　140
ストレスが脳に及ぼす影響　143
脳の二面性　146

ストレスとは　149
ストレスが体に及ぼす影響　150
受け入れるか？　戦うか？　逃げるか？　153
世の中みんな平和になりたい　155
耐える・こらえる・踏ん張る　157
セロトニンの働き　160
六一万人の引きこもりの意味するもの（発達障害との関連は？）　162
発達障害について　167

自閉症スペクトラム障害（ASD） 168
注意欠陥多動性障害（ADHD） 173
養育歴は、依存から自立そして自活へ大きく影響する
（三つ子の魂百まで）――正の我慢と負の我慢―― 176
養育歴はうつ病に関与 177
三つ子の魂百まで ――正の我慢と負の我慢―― 178
ストレスの多い新学期 180
良いシナプス形成をするには？ 182
認知症患者さんは、自活から自立そして依存へ 183

口・手・足を動かす　190

第七章　八ヶ岳山麓、豊かな自然に囲まれて　193

私を完膚なきまでに叩き直した祖母と両親　194

創意工夫のガキ大将　198

歩くことが基本　199

お前、医者にならんか――父の一言　200

医者である前に人間たれ　203

万年敗退のチームが全医体で準優勝　204

「群馬の永関と小野を潰せ！」 207
冬はスピードスケート部に所属 209

第八章　脳神経外科医への道 213

母校の付属病院脳神経外科入局 213
初めての手術は慢性硬膜下血腫 216
日本脳神経外科学会専門医試験に合格 219
山梨医科大学へ 221
ジョージワシントン大学とラディガム・シェーカー先生 224

五十四時間ぶっ通しの手術　228
あとがき　230
引用論文・著書　235

第一章　脳神経外科医から頭痛専門医へ

診療所名に「頭痛」を入れた、日本で最初のクリニック

脳神経外科医の私がメスを置いてオペ室を離れ、「ながせき頭痛クリニック」を開院したのは今から十七年前、二〇〇三年四月七日のことでした。クリニックは中央本線甲府駅から車で十分ほどのところにあり、甲府盆地の中に位置しますので内陸性気候の影響を大きく受ける土地柄です。

四季の移ろいが明瞭で気温の日較差、年較差が大きく、年間降水量も約一、〇〇〇ミリと少なく、日照時間は全国的にみても多照地域。湿度が低く日照時間が長く雨も少ないという暮らしやすい地域で、これらは特産品の葡萄、桃、サクランボに並んで甲府盆地に住む者にとって自慢できるものです。

晴れた日には南東の方角に富士山が見え、北の方角には八ヶ岳連峰、西から南にかけて

は南アルプスの甲斐駒ケ岳や鳳凰三山などの美しい山々が視界の先にどっしりと構えていて、なんとも安定感のある風景が広がっています。

さてここ十数年、「頭痛クリニック」という名称が全国で十三ヶ所できましたが、クリニック名に「頭痛」と入れたのは私のところが全国で初めてであります。通常クリニック名はたとえば私の場合でしたら「永関医院」と付けて、標榜科を脳神経外科とするといった具合です。

これは医療法の六条の六（広告の義務）ということで、住所の明記、クリニック名、病院名の明記、そして標榜科を明記せよというものです。私が申請した当時の標榜科は三十二で、脳神経外科や神経内科、心療内科はあるのですが頭痛に関する標榜科はなく、それは現在も同様です。標榜科の話とは全く異なりますが、最近では専門外来として「頭痛外来」が増えてきましたので頭痛に苦しんでおられる患者さんは随分病院を選びやすくなりました。しかし私が開院した当時は頭が痛い時、内科へ行けばいいのか、脳神経外科へ行けばいいのか、神経内科へ行けばいいのかよくわからない状態だったのです。

そこで着目したのが「診療所名には規定がない」ということでした。そこで「頭痛」をクリニック名に組み込むことにしました。何科を受診していいのかわからなかった頭痛に悩む方たちが、クリニック名を見ただけで「ああ、ここへ行けばいいのか」と頭痛の患者さんが受診しやすくなったのは意義があると思います。診察の開始時間は八時五十分ですが三十分前に入り口にボードを出して順番にお名前を記入してもらうシステムにしています。すると四十五分の受付開始から、診察を始める頃には二十〜三十名ほど患者さんが電子カルテに登録される状態です。

開業後八年間は、一日平均九十人ほどの患者さんを一人で診ていましたが、患者さんの待ち時間を考慮し、二十二年から三十分枠に六名の完全予約制にし、現在は一日七十名程度で推移しております。

『国際頭痛分類第二版』とトリプタン製剤の登場

頭痛クリニックを開院してまず気付かされたのは「脳を専門としてきたのに、頭痛で苦しんでいる人をなんとおろそかにしてきたのだろう」ということでした。私は一九七七年に群馬大学医学部附属病院脳神経外科に入局して以来、医局から派遣された山梨県立中央病院や高知県の近森病院など数ヵ所の脳神経外科の施設にて研鑽を積み、その間大学に戻り研究にも携わってきました。そして設立と同時に赴任した山梨医科大学（現・山梨大学医学部）、また沼田脳神経外科循環器科病院で数多くの患者さんの治療に当たってきました。

とかく脳神経外科医というと毎日手術ばかりしているように思われがちですが、それも大切な仕事の一部であってもすべてではありません。

実は「頭が痛い」という患者さんに最も多く接しているのが脳神経外科医なのです。交通事故、くも膜下出血、脳出血や脳梗塞により救急搬送されてくる患者さん、さらには脳腫瘍、先天奇形、手足のふるえ、顔面のピクツキ、顔面の痛み、てんかんやしびれなどの疾患に対して手術を行なってきました。その中で頭痛を訴えて外来を受診する患者さんの九割はほとんど頭の中に異常がないのが実情です。

私のクリニックでは要手術で大学病院等へ紹介した患者さんは〇・七パーセント。千人の患者さんの内、手術をしなければならない疾患を抱えた人は七人ほどというわけです。頭痛を訴える患者さんの多くは検査をしてもデータの上からは何の異常も認められないことが多くその割合は九七パーセントにもなります。

開院以前、果たして頭痛に苦しむ患者さんに現在と同様の診療方針で接していたかと自問すると、正直なところ決してそうではなかったと思うのです。

というのは、頭痛を病気と捉える考え方が医学界自体に希薄でした。ともすれば患者さんの精神力が弱いからだとか運動不足のせいだとかなどと取りがちで、患者さん自身もその時の痛みが消えれば気にならなくなりますし、医者の中にどこかで「たかが頭痛」「鎮痛薬を飲んでりゃいいんだ」という意識が強かったのです。ほとんどの医者がそうでしたし、私自身もその傾向がありました。しかし最近では頭痛の研究が進み、きちんとした診断と治療が可能になってきたのです。

私が診断の指針にしているのは二〇〇四年に発行された『国際頭痛分類第二版』です。これに基づいて診療を行なうと世界中どんな医者が診察しても、同一の診断になるようになっております。これにより頭痛の正確な診断と的確な治療が可能となるわけです。頭痛診療必須のバイブルともいえるものです。

ここで『国際頭痛分類第二版』とはどのようなものなのか、それに先立つ初版の発行からご紹介しておきましょう。世界初の頭痛分類であり診断基準である『国際頭痛分類初版』が国際頭痛学会から発刊されたのは一九八八年のことでした。

『国際頭痛分類初版』が画期的な存在として注目を浴びたのは、各頭痛のタイプごとに詳細な診断基準を提示したことでした。初版はその後十五年間にわたって頭痛に関する疫学的研究や臨床研究に広く利用され、一九八〇年代に開発された片頭痛治療薬トリプタン系製剤の開発に極めて大きな貢献を果たしました。

研究者にとっては薬物臨床試験だけでなく、生化学的研究、生理学的研究に『国際頭痛分類初版』は的確な道標を示し、頭痛診療に極めて先駆的な取り組みをされていた日本頭痛学会の先生方に明確な指針をもたらしました。さらにトリプタン系製剤の開発に刺激されて頭痛診療は飛躍的に発展していきました。しかしどちらかというと初版は研究者が積極的に受け入れ、臨床現場への浸透はそれほど著しいものではなかったと思われます。

私にしても初版が発刊された当時は山梨医科大学（現・山梨大学医学部）の脳神経外科医局長でしたが、医局全体をみても初版の存在はほとんど知られておらず、臨床で使うこともありませんでした。

やはり『国際頭痛分類』の転機となったのは二〇〇四年六月、初版を継承し、新たなエビデンス（その治療法が選択されることの科学的根拠や臨床的な裏付け）や知見、意見、批判も踏まえて第二版が改訂版として発行された時点だと思われます。

初版よりももっと臨床に即したものとなり、私自身にとっても「これをきちんと勉強すれば頭痛診療で困ることは絶対にない」とゆるぎない確信を持つことができましたし、全国の臨床現場で診察に当たられる医師たちにも第二版はインパクトをもって受け入れられました。

要するに、それまで頭痛診断は医師個人に任されていたものが世界統一規格になり、正確な診断と治療が可能になったのです。私はいつも『国際頭痛分類第二版』を枕上に置いて、繰り返し繰り返し眼を通し、患者さんを診察するたびに二百六十八ある頭痛の一体どの頭痛を患っておられるのか、問診しながら診断を考えています。『国際頭痛分類第二版』は頭痛専門医だけでなく、内科も産婦人科も小児科も脳神経外科も精神科も頭痛に関係するすべての医師が学んで欲しいと願っています。

頭痛診療のもう一つ画期的な変化は二〇〇〇年四月、片頭痛の特効薬といわれるトリプタン製剤の皮下注射薬が認可されたことです。このトリプタン系製剤の登場には先に申し上げたように『国際頭痛分類初版』が大きな役割を果たしています。

トリプタン製剤の登場はまさに頭痛診療を根底から変えるほどの力を発揮し、翌二〇〇一年には二種類の経口薬、二〇〇二年にも経口薬と口腔内速溶錠、そして二〇〇三年には点鼻薬と口腔内崩壊錠というように次々と新たなトリプタン製剤が医療現場へ導入されていったのです。

私のクリニックでは初めて来院された方に対して『国際頭痛分類第二版』に基づく二十項目ほどの質問をしています。これは私が考え出したオリジナルな質問項目で、診察までの待ち時間にあらかじめ問診表に記入してもらいます。（これについては「永関式頭痛問診表」として二〇一〇年十一月に株式会社エーザイから全国に配布されました。）

たとえば質問項目一番目は「その頭痛はいつ頃から自覚していますか。生まれてから最初に自覚した年齢を記入してください」

二番目は「どの辺が痛くなりますか。まず痛むサイドを記入後、複数選択可能です」として、「右、左、両側、おでこ、目の周囲、目の奥、コメカミ、頭頂部、耳の上、耳の後、後頭部、首筋、その他」に丸を付けてもらいます。

三番目は「どのように痛くなりますか」として、「締め付けられる、ギューッと押される、脈をうつような（ズッキンズッキン、ドックンドックン）、全体が重い、電気が走るような（チクチク、ズキズキッとした瞬間的な痛み）、割れそうに、その他」に丸を付けてもらいます。

その他、頭痛の頻度、頭痛の期間、頭痛の時の他の症状、今回以外の頭痛は経験したことがあるか、近親者に頭痛持ちの人はいないか、女性の場合は月経時に頭痛は起きないかなどを細かく確認し、必要な場合はＭＲＩで脳の検査も行ないます。

患者さんの中には「そんな小さい頃のことまで覚えていません」「そんなことが頭痛と関係あるんですか」とおっしゃる方もいますが、ここまでお聞きしないと診断基準の必須項目の未確認となりきちんとした診断ができないのです。

そこで、患者さんが思い違いをしている頭痛の原因は、肩凝り、風邪を引いたため、むち打ちの影響、生理痛など、自己流の判断をしているのが極めて多いのに驚きます。以上のようなまことしやかな頭痛の原因をただしていくことも頭痛診療の第一歩です。片頭痛か、緊張型頭痛か、それとも重大な器質的疾患なのか、と問診から原因を探ることが頭痛診療の場合とても大切です。なぜなら頭痛には生命に関わる病気が潜んでいることもありますし、また患者さんによっては自己診断で鎮痛薬を長年服用し、薬物乱用頭痛に陥っている人も極めて多いからです。

見逃される片頭痛

頭痛クリニックを開院してとても驚いたことが二つありました。一つはこれまで多くの頭痛患者さんが肩凝りやストレスからくる緊張型頭痛と診断されてきたものの、実は緊張型頭痛ではなく片頭痛だったというケースが多いということです。ある調査によれば緊張型頭痛と診断された人を『国際頭痛分類初版』に基づいて再度診察してみると、その七九パーセントが片頭痛だったという報告も出ています。

「肩が凝っていますし、頭が痛くて辛いんです」「頭の全体が締め付けられるように痛いです」と訴える患者さんの場合「肩が凝る」「頭全体」「締め付けられる」がまるでキーワードのようになってほとんどが緊張型頭痛と診断され、「規則正しい生活と適度な運動が必要ですよ。緊張を和らげる薬と痛み止めを処方しておきましょう」で診察終了。

しかし頭痛はいっこうに治まらず、長期間にわたって何度も繰り返す。その内、あそこの病院へ行っても治らなかったから、今度はこっちに行ってみようと他の病院へ。しかし新しい病院でも同じことの繰り返し……。こういうケースが圧倒的に多いのです。検査しても異常がない、それでも頭が痛くて寝込んでしまい、仕事にも行けない。

こんな人を「あれはずる休みだ。精神力が足りない」と周囲は思ってきましたし、医者もどこか冷ややかに「たかが頭痛」とみてきました。しかし片頭痛は痛すぎて動けないのです。

ある日こんなことがありました。長年他院にて、緊張型頭痛と診断されて処方された鎮痛薬と緊張を和らげる薬を飲んでもいっこうに痛みが取れず苦しんでいる患者さんが来院されました。『国際頭痛分類第二版』の必須項目の確認をしたところ、その方は紛れもない片頭痛でした。そこで、

「あなたは肩凝りじゃなくて一〇〇パーセント片頭痛ですよ。世界中どこへ出しても恥ずかしくない片頭痛です。私が保証します」

「へっ〜、私、片頭痛なんですか。ずっと肩凝りが原因だと思ってました。他のお医者さんからもそう言われてきましたし……」

「片頭痛は四〜七十二時間で治ってしまいます。肩凝りなら一年中だらだらと続いたりします。またこんなに激痛になって寝込むことはないんですよ。それだったら体操もできますし……」

「だから前の病院では体操しろと言われました」

「片頭痛で動けないのに、無理して体操して具合が悪くなった人はいっぱいいるんですよ。国際頭痛分類の診断基準を満たしており、一〇〇パーセント紛れもない片頭痛ですよ」この患者さんはトリプタン製剤の薬を処方したところ、「こんなに痛みが消えるとは思いませんでした。これまでの痛みが嘘のように改善します」と喜んでおられました。

今も多くの患者さんが本当は片頭痛なのに「多分、緊張型頭痛でしょう」と医者の自己流の判断で診断されて、正しい治療を受けることができないで、病院から病院へさまよっておられます。しっかりした頭痛診断がいかに大切かと言うことです。

うつ症状の患者さんの多さに驚く

そして開院してもう一つ驚いたことは、「世の中、こんなにもうつの人が多いのか」ということでした。

頭痛クリニックとしてオープンしましたが、頭痛診療をしていくには心療内科も欠かせないと考えてこの分野の患者さんも診ています。脳神経外科が専門でしたが心療内科も標榜したので、最初はこの分野は、正直なところ手探り状態でした。

心のありようがどのように身体に影響するか、これは医学の世界でずっと闇に葬り去られてきた問題です。心と身体の関係や接点を探ろうという精神身体医学という分野ができたのは今から四十年くらい前のことでまだ新しい分野の学問が心療内科です。医療と心の隙間を埋めることがどうしても必要になってきたのです。

標榜科目に心療内科をあげていざ患者さんを診始めると、その多さに愕然としました。新患の約四割がうつ病やうつ状態、パニック障害、社会適応障害、社会不安障害、身体化障害、双極性障害等々の精神疾患の患者さんで、その数は開院十六年六ヵ月で一万六千五百六十例（図1）でした。その内、うつの患者さんが七三パーセントを占めています。なかでも十二歳未満のお子さんの不登校やうつ症状の多さには衝撃を受けています。こういった症状の方々にはかなりの確率で頭痛が絡んでいますが、頭痛学会の先生方は心の領域の患者さんは心療内科や精神科に紹介しましょうということになるケースが多いようです。私の場合は頭痛の患者さんも心療内科の患者さんも一緒に診ていますから、双方同時に診察できる利点があります。

精神科の先生方は、精神疾患はあくまでも心の病気であり、それを精神療法も混じえての診療が主体となっていると思います。私は患者さんの生育環境や現在の生活環境などに、親による過保護、過干渉、放任等既述した生育因子を認識します。そして、当院を受診する患者さんの特徴は根拠のないプライドの高さです。

「あなたは思い通りにならないと気が済まなくて、プライドが高いですかね？」と言うと、患者さんはクスッと笑っています。「日本の首相も思い通りにならないからね……」などと話すと、「あれっ」という感じで何かに気付いてくれる患者さんもいます。そのストレスの壁を乗り越えられる人はいいのですが、そこを越えられない人はいつも逡巡するのです。

片頭痛には神経伝達物質であるセロトニンが大きく関わっていますが、実はうつの人にもセロトニンが関係していることが多いのです。セロトニンは衝動性をコントロールする物質で、欠乏すると衝動性を抑えられなくなり、キレやすくなるのです。不安やイライラもセロトニン不足の特徴です。そして、セロトニンが足りない人が片頭痛を起こすことが多いのです。キレやすい子どもとセロトニン不足の関係は第六章で詳細に説明しますが、ここでは小さい頃から片頭痛のある人を例に出してみましょう。

片頭痛の患者さんは小さい頃から脳過敏の状態です。片頭痛脳と言われるほどイライラ、カリカリをよく起こします。ちょっとした音に対して過敏に反応して「静かにして、うるさい！」とか、光を眩しがり、匂いに対しても敏感に反応し、たとえばカレーライス、ラーメン、炊きたてのご飯、香水といった匂いがちょっと鼻先をかすめるだけで、猛烈な頭痛を起こします。脳が非常に過敏になっているのです。

こういう体質のお子さんは昔からよく言われる疳が強く衝動性があり「プイッ」と気に入らない素振りをしがちです。そのため、親御さんたちが常日頃から子どもが過敏になる状況をあらかじめ排除し、何くれとなく気を遣って可愛がります。するとどうしても過保護になる傾向があり、この結果が非常にプライドの高い人を作り上げてしまうのです。

勿論、プライドを持つことはとても大切なことで、どんな困難な状況の中でも誇りを失わず、易きに流れず自分自身を維持するためには、プライドは欠くことのできないものです。しかし、自分の中でプライドをきちんと持つためには、その根拠となる努力や研鑽の積み重ねが必要です。しかし過保護に育てられたお子さんは根拠のないプライドを積み重ねているケースが多いのです。

プライドばかりが高いと周囲と折り合いをつけることが難しく、「まじ、むかつく」という感じで過ごしていますからトラブルや軋轢が多く、周りの人が困ってしまいます。そんな状態は本人も嫌ですから、だんだん疎外感を感じ学校に行きたくないという状態になり、閉塞感を感じるようになってしまいます。

お子さんたちはこういうパターンが多く、そこに片頭痛が絡んでいることが多々あります。私は片頭痛もうつもベースは同じで、セロトニン不足に起因するケースがかなりあると考えています。

第二章　なぜ、片頭痛は見逃されるのか

頭の両側が痛い片頭痛も

第一章で片頭痛について軽く触れましたが、ここではもっと詳しくみてみましょう。片頭痛の名称の由来は頭の片側が痛むことから名付けられたといわれ、事実片側だけが痛むケースが多いのですが、実際には四割近くの患者さんが頭の両側の痛みを訴えています。ですから診察を受ける時、医師は必ず「頭のどこが痛いですか」と尋ねますが、この時「頭全体が痛い」と患者さんが答えると、旧態依然とした頭痛診療をしている医師は迷うことなく「緊張型頭痛」と診断してしまうことが往々にしてあるのです。

ここに片頭痛が見逃される第一の原因があります。また「首や肩が凝って痛い」と患者さんが症状を伝えますと、これまた「緊張型頭痛」と診断されてしまうケースが多いのですが、私の診察した片頭痛の患者さんの内、八割が肩凝りを訴えておられます。肩凝りイ

コール緊張型頭痛ではないのです。これが片頭痛が見逃される二番目の原因です。また、「どんな感じに痛いですか」と問われて、「ギュッと締め付けられる感じです」と答えると、これまた「緊張型頭痛」と診断されてしまうのです。

なぜこのような混乱が医療の現場で起こってしまうのでしょうか。『国際頭痛分類第二版』が医療現場に少しずつ浸透して頭痛診療が画期的に前進するまでは、「目がチカチカして、頭の片側がズッキンズッキン痛いのが片頭痛」「肩や首が凝って頭が締め付けられるように痛むのは緊張型頭痛」というように長年捉えられてきたからです。これは過去の頭痛教育の悪しき遺物です。両側性の片頭痛も、非拍動性の片頭痛も、肩や首の凝りを伴う片頭痛もあるのです。

片頭痛は一般的な疾患で、全世界では全人口の一二パーセントが頭痛に苦しみ、患者数は五億八千万人と推定されています。わが国でも一九九七年に北里大学の坂井文彦教授らによって行なわれた大規模な疫学調査によれば、十五歳以上の日本人における過去一年間の片頭痛有病率は『国際頭痛分類第二版』の診断基準を満たすもので六・〇パーセント、診断基準の一つを満たしていないものの片頭痛が疑われるものは二・四パーセント、合わせれば八・四パーセントに及ぶことが明らかにされ、これを総人口に当てはめると六百万〜

八百四十万人の患者さんがおられることがわかっています。世界保健機関（ＷＨＯ）の調査によれば日常生活に支障をきたす疾患の中で片頭痛は十九位に挙げられています。

片頭痛の発作が起きている時は本当に苦しいものです。しかも月に一～二度、多い人では週に二～三度の割で発作が起きることがありますので、仕事、学校、家事、育児等々、何をするのも辛く、起きて動けば頭にガンガン響きますから静かにじっとして暗い部屋で横になっているしかない、という状況になってしまいます。

辛いのは患者さんだけではありません。家族もまたストレスを感じて重苦しくやりきれない思いをして発作の治まるのを息を詰めて待つといった状況に追い込まれてしまいます。このような片頭痛発作を起こしている状態でも仕事に行かなくてはならない時、その作業効率の低下は五六パーセントという報告も出ています（Zeneca A Guide to Migraine）。片頭痛は患者さんや家族が辛いだけでなく社会的損失も大きく、二〇〇四年、アメリカの医学雑誌『ニューロロジー』はアメリカの片頭痛患者を二千四百万人と分析し、片頭痛のために仕事を休んだことによる企業の損失は一年間で一三〇億ドルと試算しています。これをわが国の片頭痛患者八百四十万人を当てはめて計算してみると、約四千五百五十億円。これに医療を受けるために掛かった時間や薬の費用が加算されるわけですから、膨大な社会的損失です。

　片頭痛の患者さんは男性よりも女性が多く、男性患者を一とすると女性はその三・六倍にもなり、比較的若い女性に多いのが特徴です。それも月経の始まる前、期間中、終わる頃さらには排卵期にも片頭痛が起きることが多く、妊娠中は比較的安定し、出産後にはまた片頭痛を発症し妊娠前よりひどくなる傾向が指摘されています。そして閉経を過ぎると片頭痛が起こらなくなる人も多いことから、女性ホルモンの分泌と片頭痛には深い関係性があるのではと考えられていますが、まだそのメカニズムは解明されていません。誤解がないように申し添えますが、閉経と同時にすべての女性患者さんからピタッと片頭痛がなくなるわけではありません。発作が起きる回数が少なくなる人もあれば、逆に閉経後にひどくなる人もないわけではありません。

　女性の片頭痛はピル（経口避妊薬）の服用や、最近多くなってきた更年期障害の辛い症状を緩和するために行なわれるホルモン補充療法によって誘発されることも指摘されていますので、頭痛専門医と産科医からよく話を聞かれるとよいでしょう。発症の年齢は早い人では三〜四歳から始まり、初潮の頃や二十歳を過ぎてからなど、発症年齢は個々に差があります。

片頭痛の特徴的症状

では片頭痛はどのような症状を示すのか、特徴を挙げてみましょう。片頭痛には「前兆のない片頭痛」と「前兆のある片頭痛」がありますが、いずれも生命に関わるものではありません。以下に「前兆のある片頭痛」の特徴的な項目を挙げてみます。「前兆のない片頭痛」は「予兆」と「前兆」を除いたものと考えていただくといいでしょう。

・頻　度　これまでに寝込むほどの頭痛を五回以上繰り返しており、月に一～五回程度の発作が起きる（回数には個人差があります）。

・持続時間　一度発作が起きると四～七十二時間続きます。

・痛　み　ズッキンズッキン、ドックンドックン、あるいはガンガンというように脈打つようなかなり強い痛みです。またギューッと締め付けられる、割れそうになるなど、と表現されることもあります。歩く、階段の昇り降り、掃除をするなどの日常動作で痛みが増すため、通常の生活に支障をきたします。

・他の症状　悪心や嘔吐を伴うことが多く、光、音や臭いに対して過敏になります。

・予　兆　発作の起きる数時間から一～二日前から生じ、疲労感が強くて集中できず、あくびが出たりイライラし、空腹感から過食になったり、甘いものが食べたくなったりします。また頚部の凝りがあり、後頭部や後頚部のつまる感じを訴え肩こり頭痛と誤解されることがあります。また、光や音に対して異常に過敏になります。悪心や顔面蒼白などさまざまな症状の組み合わせがあります。

・前　兆　片頭痛発作の起きる三十分くらい前から閃輝暗点、感覚障害、脱力感が起こりますが、感覚障害と脱力感がある人はそれほど多くはありません。閃輝暗点とは視野の中心に見えない小さな部分が現れてそれが徐々に広がって中心が見えにくくなり、視野の周囲がキラキラ、チカチカ輝き、ギザギザしたものが徐々に広がる状態をいいます。閃輝暗点は片頭痛の特徴的前駆症状として挙げられますが、実際にこの症状が現れるのは二〇～三〇パーセントです。

端的に言いますと、①これまで寝込むほどの発作を五回以上繰り返している、②痛くても四～七十二時間くらいでけろっと治っている、③片側あるいは両側が痛い、④学業、家事、仕事等に支障をきたすほどの重度の頭痛、⑤吐き気がある、⑥眩しい、⑦うるさい……の項目の内、二つ該当するものがあれば間違いなく片頭痛です。

特に女性で注意していただきたいのは、月経の始まる前や最中、また終わった後に、上記のような頭痛発作が起こる人が半数以上おられますが、このような人は排卵日前後にも頭痛発作が起きることがあります。こういったケースは「月経関連片頭痛」として『国際頭痛分類第二版』にきちんと分類されており、これは紛れもなく片頭痛なのです。内科や婦人科を受診されると「生理痛」や「月経前緊張症」などと診断されて鎮痛薬を処方されますが、慢性的に服用を続けると、後で説明します「薬物乱用頭痛」になりますから、くれぐれも注意が必要です。

既述した永関式頭痛問診票によって前兆のある片頭痛なのか、前兆のない片頭痛なのか、緊張型頭痛なのか、群発性頭痛なのか、薬物乱用頭痛なのか、慢性副鼻腔炎からくる頭痛なのか、それとも緊急に手術が必要な頭痛なのか等々を見極めているわけですが、その頭痛患者さんの分布状況をまとめたのが図2です。

これでおわかりいただけるように、開院十六年六カ月間に、頭痛を訴えて来院された患者さんは三万一千四百三十一例でした。そのうち、最も多いのが片頭痛の患者さんで一万六千六百三十一例（五十三パーセント）でした。次に多かったのは、緊張型頭痛の患者さんで八千五百二十一例（二十七パーセント）で、片頭痛が半数を占めました（図2）

図１

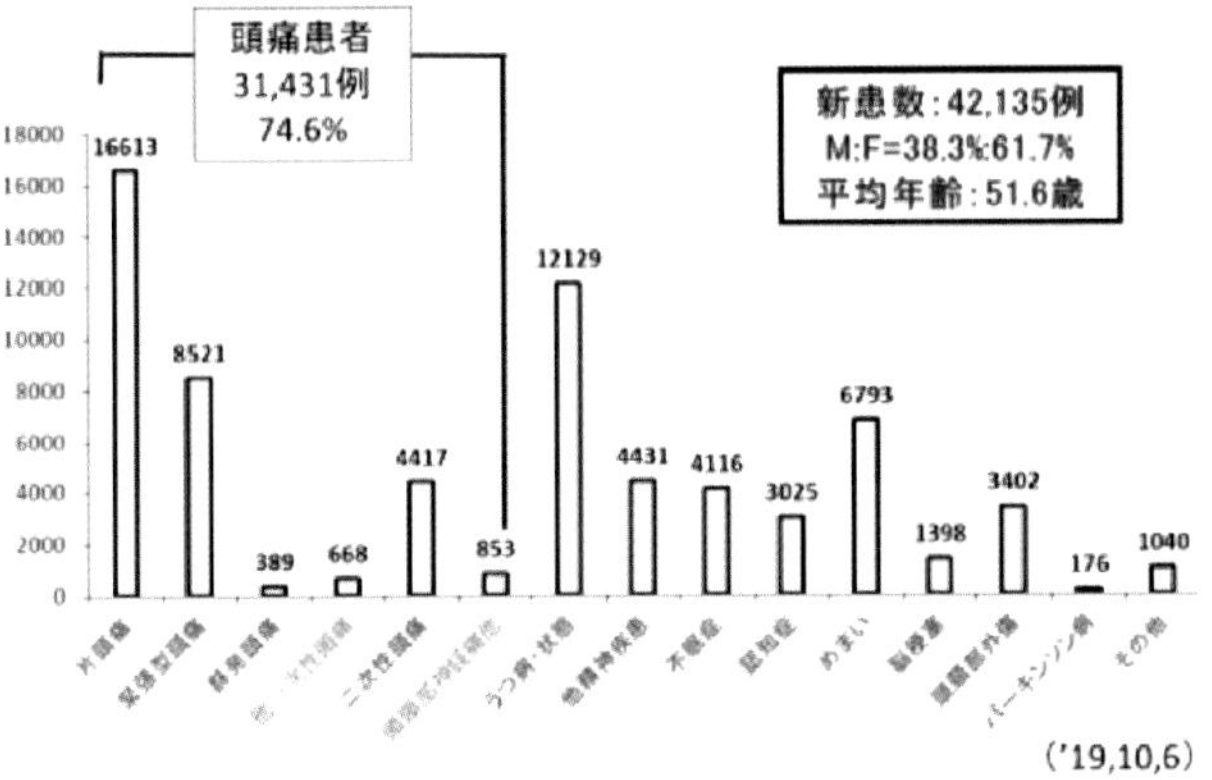

頭痛患者
31,431例
74.6%
新患数：42,135例
M:F=38.3%:61.7%
平均年齢：51.6歳
18000
16000
14000
12000
10000
8000
6000
4000
2000
0
16613
8521
389
668
4417
853
12129
4431
4116
3025
6793
1398
3402
176
1040
片頭痛
緊張型頭痛
群発頭痛
二次性頭痛
うつ病・状態
不眠症
認知症
めまい
パーキンソン病
その他
('19,10,6)

図2

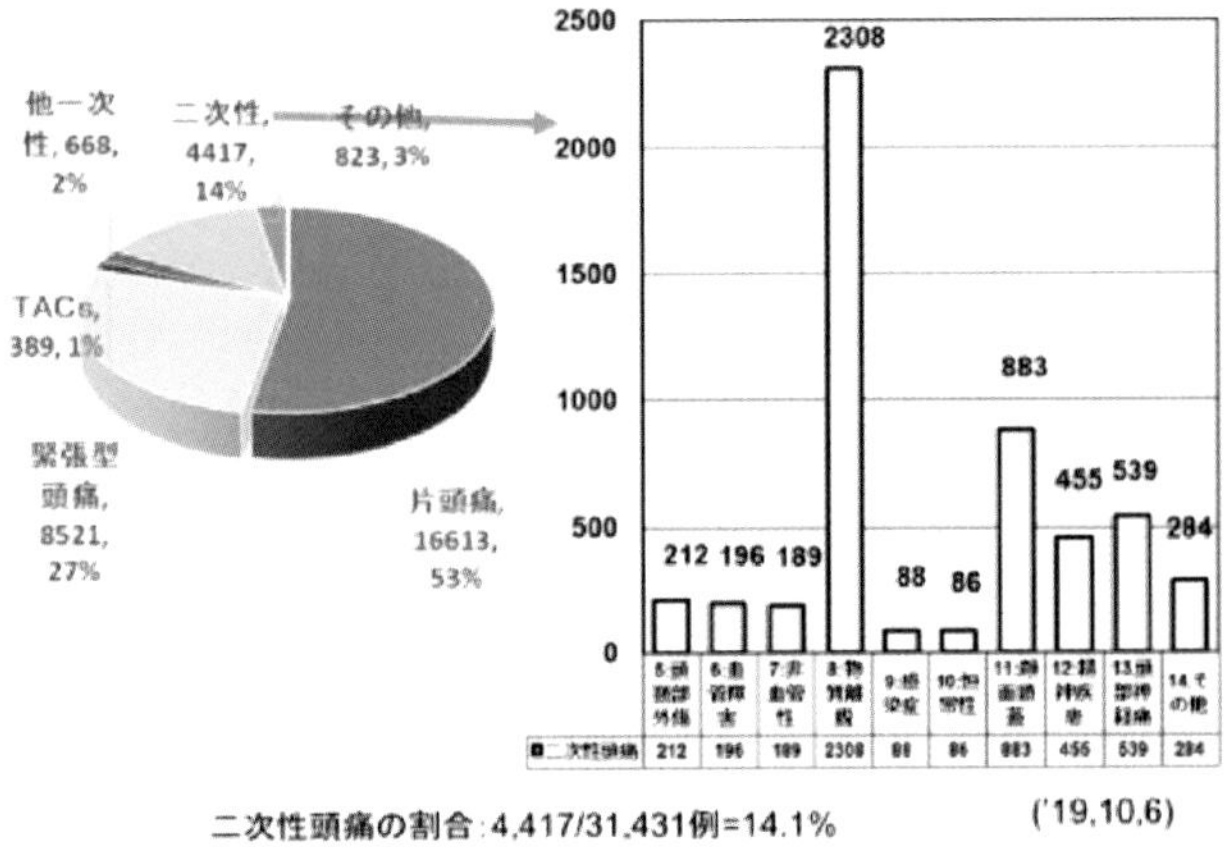

他一次性, 668, 2%
二次性, 4417, 14%
その他, 823, 3%
TACs, 389, 1%
緊張型頭痛, 8521, 27%
片頭痛, 16613, 53%
2500
2000
1500
1000
500
0
2308
883
455
539
284
212
196
189
88
86
二次性頭痛
212
196
189
2308
88
86
883
455
539
284
二次性頭痛の割合：4,417/31,431例=14.1%
('19,10,6)

通常、内科や脳神経外科で受診される場合はこの反対の現象が一般的です。緊張型頭痛と診断されることがほとんどで、片頭痛と診断が下されることは少ないのです。その理由は何度も述べているように、「肩凝りがある」と患者さんが訴えると、迷うことなく「緊張型頭痛」と診断されるからです。また「片側だけではなく、全体あるいは両側が痛い」と言うと、これまた即座に「緊張型頭痛」と診断されてしまいます。

こういう状況は決して特殊なのではありません。二〇二〇年一月現在、日本頭痛学会の認定頭痛専門医は全国で九百十二人。山梨県では私を含めて四人ですが、片頭痛の診断率はまだ不十分と言わざるを得ません。片頭痛に対する医師の認識について、日本頭痛学会誌（永関慶重他、46:154-159, 2019）に、読売新聞の全国病医院一九九施設の頭痛外来における慢性頭痛患者の実態調査のデータ解析結果を報告しました。これによると、二〇一四年の一年間の頭痛患者数が千例未満の施設は七四パーセント、二千例以上は七・五パーセントであり、同じ頭痛専門医でありながら頭痛治療数に大きな乖離を認めました。更に片頭痛患者さんの占有率五十パーセント以上の施設は、病院が五十九・六パーセント、医院が六七・八パーセントでした。これらの施設では、片頭痛の診断率が五十パーセント未満と比べて、頭痛総数においても明らかに多く、統計学的にも有意差が認められました。これらのデータは、片頭痛を見逃さない「正確な診断と的確な治療」が重要の裏付けでもあります。

一説には頭痛患者さんは全体で三千万人、内片頭痛の患者さんは八百四十万人いるとすいわれていますから、もっと専門医が増えてきめ細かい頭痛診療、わけても正確な診断と的確な診療ができるようになると、患者さんの生活パターンが変わると確信しております。

片頭痛はなぜ起きるのか

片頭痛の病態生理はまだ完全に解明されているわけではありませんが、仮説として最も有力なのが「三叉神経血管説」です。これはセロトニンが関与する「血管説」を複合したものです。それについて以下に述べてみたいと思います。

片頭痛の「血管説」に大きく関わってくるのがセロトニンです。セロトニンは人体に約一〇ミリグラム存在する化学物質で、小腸の粘膜・クロム親和細胞内で合成されています。合成されたセロトニンの約九〇パーセントはクロム親和細胞内で消化管の運動に大きく関与し、約八パーセントは血小板に取り込まれて血液の中で使われます。そしてわずか一〜二パーセントが中枢神経に存在しています。脳内のセロトニンは中枢神経系の中で神経伝達物質として脳機能全体のリズムを整え、睡眠、体温調整、神経内分泌、性行動、認知、記憶などの生理機能に関与しています。

また不安、衝動性、攻撃性、強迫観念、うつ病、自閉症、薬物依存などの病態にセロトニンが大きく影響していることがよく知られています。セロトニンは行動の分野では抑制的に働き、気分を高揚させるという働きを持っているのも特徴で、炎症の初期には末梢では発痛物質、血管作動物質として働き、中枢では痛みをコントロールしています。人が衝動や欲望を抑制して理性的に過ごせるのはセロトニンの働きに負うところが大きいのです。

頭痛の起こるメカニズムについては本章で、トリプタン製剤については第三章で詳しく説明しますが、片頭痛はセロトニンという脳内の神経伝達物質がストレスなどの何らかの刺激で血液中に大量放出されることでまず脳内血管が縮小し、その後放出されたセロトニンが枯渇することによって血管の異常拡張が起こり、それが血管周囲の炎症を引き起こして痛み物質が放出され血管拡張と炎症が引き起こされて三叉神経を刺激し、頭痛が発生するというものです（三叉神経血管説といい、現在最も有力な説とされています）。

トリプタン製剤は血管の収縮と拡張に大きく影響を及ぼすセロトニンと同様の作用を持つ薬剤で、脳内のセロトニン受容体に選択的に働いて拡張した血管を元に戻し、また三叉神経末端から放出される痛み物質の放出を抑えることで血管周囲の炎症を鎮める片頭痛の画期的な特効薬です。このトリプタン製剤の認可が頭痛診療、分けても片頭痛診療を大きく進展させました。

同時に三叉神経血管系が過敏な反応を示すようになり、普段は感じない血管拍動を頭痛として感知し、片頭痛が起こるとされています。

三叉神経血管説は一九八〇年代から有力視されてきた説で、研究者の中には「最も魅力的な説」と捉えている人も多いようですが、まだこの説が正しいと証明されているわけではなくあくまで仮説です。

患者さんに頭痛の起きるメカニズムを示す

なぜ片頭痛が起きるのか、これを患者さんにわかりやすく説明する方法はないものかと、クリニックを始めた頃考えていました。私は脳神経外科医ですから、手術の必要な患者さんには当然のこととして頭部ＣＴやＭＲＩの画像をお見せして「ここに腫瘍がありますから、手術をして取り除かなくてはなりません」とか、「くも膜下出血です。頭の中のここが出血していますから手術をしましょう」というように説明してきました。患者さんはビジュアルで病気の根幹の部分を示されることで、「ああそうか、手術をしなければならない状態なんだな」と納得してくださるのです。

ところが頭痛は同じように頭の中で起こっていることとはいえ、ビジュアルでお見せすることができないバーチャルな世界です。だからといって、「検査で頭の中は異常ないですね。心配ありませんよ」と言っても患者さんは納得されません。「異常はないことはわかりました。でも頭が痛いんです。なぜでしょうか」というのが患者さんが最も知りたいことだからです。

そこで考えたのがバーチャルな世界をビジュアル化することでした。幸いなことに姪がはこだて未来大学でデザインを勉強していたものですから、こんなものを作って欲しいと資料を渡すと、患者さんの脳の中で起こっていることをわかりやすくビジュアル化してパソコンの画面上で展開していくチャートを作ってくれました。科学的な根拠をわかりやすく図にしてありますので、それを患者さんに見てもらいながら説明すると、「ああ、そうだったんですか」と納得してくださいます。

患者さんにしてみれば、脳の検査をしても異常がないのに頭が痛いわけですから、自分の脳の中で今何が起こっているのかそれを目に見える形で説明されて初めて納得し、そして治療に前向きになれるのです。患者さんはとてもよくわかると喜んでくださっています。

特に説明が必要なのは片頭痛で、専門用語を駆使して説明してもなかなか理解してもらえるものではありません。そこで私は、「セロトニン不足」をキーワードに以下のように説明をしています。脳の血液の中をセロトニンが十割流れていると考えてください。その内の五～六割がセロトニンを受け取る物質＝レセプターとピタッとくっついて蓋をすることで血管の炎症を抑えているのです。普通の人はこれが外れてしまっても予備のセロトニンが血液の中を三～四割流れていますから、すぐ蓋をすることが可能です。ところが片頭痛の人はこの三～四割の予備のセロトニンが足りないので、外れても蓋ができません。

　すると炎症が起きてしまい、血管が拡張して片頭痛が始まるのです。こういう方々はいつもカツカツで蓋をしているわけですから、この状態でストレス、月経、気圧の変化、人混み、運動、飲酒や太陽の光などの誘因や刺激によりセロトニンが外れてしまうのです。もっと少なくなってしまうと補充部隊がいませんから血管が炎症を起こして火事になってしまうのです。炎症により血管が異常に拡張すると、三叉神経を刺激してズッキンズッキンと痛くなり、体動によりさらに血管が広がり、頭痛が増強するため寝込んでしまうのです。というようにイラストをお見せしながら説明すると、とてもよく理解していただけます。

第三章　片頭痛の特効薬トリプタンとはどんな薬か

鎮痛薬は火を消さない機動隊

「頭が痛いです。肩も凝っています」と医師に告げると、即「緊張型頭痛ですね。鎮痛薬を出しましょう。一緒に緊張を緩める薬も飲んでくださいね」というケースがいまだに多いのですが、何度もお話してきたように必ずしも「肩凝り」＝「緊張型頭痛」とはいえません。まず片頭痛に伴う肩凝りではないのかと、問診を重ねることが大切です。頭が痛い時に鎮痛薬は病院でも処方されますし、薬局でもさまざまな鎮痛薬が販売されていますから、家庭の中の常備薬といった位置付けでおなじみの存在です。頭が痛い、生理痛がひどい、歯が痛い等々、あらゆる場面で鎮痛薬は飲まれています。でも、ちょっと待ってください。片頭痛に対して鎮痛薬を飲み続けることは効果が薄い、効かない、あるいは逆に悪化させるケースも多いのです。

市販の鎮痛薬と薬物乱用頭痛

市販の解熱鎮痛薬には非ステロイド系抗炎症薬と称される系統とパラセタモール（アセトアミノフェン）と称される系統の多種多様な薬がありますが、ほとんどの場合以下のような仕組みで痛みを和らげます。

人の細胞の中にはプロスタグランジンという生理活性物質の一群があり、血圧を低下させたり、血小板を凝集させたり、睡眠を誘発したりとさまざまな役割をはたしていますが、その中の一つに炎症・発熱・痛覚伝達作用があります。プロスタグランジンは、経口摂取されたリノール酸から生合成されたアラキドン酸から合成されますが、この過程で働く酵素をシクロオキシゲナーゼといいます。非ステロイド系抗炎症薬はこのシクロオキシゲナーゼを阻害して、プロスタグランジンが生み出されるのを抑制することで結果的に炎症・発熱を抑えて痛みを和らげます。パラセタモールもシクロオキシゲナーゼの活性阻害作用を持っていますので、非ステロイド系抗炎症薬と同じような働きをすると考えられていますが、抗炎症作用を有していないことが近年解明されました。

要するに鎮痛薬は痛みを取り除いているわけではなく、炎症・発熱・痛覚伝達作用を持つプロスタグランジンを生み出させないことで、痛みが中枢神経に伝わらないようにしています。ですから痛みそのものを根本から治しているのではありません。軽度の頭痛や生理痛なら鎮痛薬の服用で症状が緩和されますから、一ヵ月に一回とか二回程度服用されるのなら問題ないと思います。

しかし用心しなければならないのは、たとえば頭が痛くて鎮痛薬を飲むとします。薬が効いている間は痛みがとれた感じがしていますが、時間の経過とともに薬の効果がなくなりますからまた痛みが出てきます。すると痛みを我慢できなくてまた飲む。最初は月に一〜二回程度の服用だったのに気がつくと毎日、三回も四回も服用し、会社でも仕事でちょっとイライラすると頭が痛くなるのが自分でわかっていますから、イライラッとした途端「薬を飲んどかなきゃ」と反射的に思い、「トイレに行ってきます」と言いながら鎮痛薬を飲む。こういうケースが多いのです。こういった暮らしを何年も続けていると鎮痛薬が手放せなくなり、いつも化粧ポーチの中には鎮痛薬が入っているという状態でまさに薬物依存症になり、同時に薬物乱用頭痛になっていくのです。

薬物乱用頭痛は痛みを恐れ寝込んでしまわないようにと、仕事への支障を懸念して予防的に鎮痛薬を飲むのを重ねていくことから始まります。不安のあまり飲まなくてはいられないといった理由で鎮痛薬を過剰に飲みすぎてしまい、だんだんと量が増え、効く時間が短くなり、以前よりも頭痛がひどく、薬が効かなくなる状態をいいます。こうなると、治療は厄介です。こういう人は是非、頭痛専門医の診察を受けてください。

病院で処方される鎮痛薬も薬局で売られているものに比べて成分が強いという違いはありますが、基本的に炎症性物質（プロスタグランジン）の発生を抑えて痛みを抑える、感じにくくするという点では同じです。

患者さんのデータで確信

片頭痛で苦しんでいる患者さんはセロトニンが欠乏することによって血管が異常拡張して血漿蛋白が血管外に滲み出して炎症を起こし、発痛物質の産生によってますます血管が拡張して辛い頭痛に悩まされます。また三叉神経の末梢が刺激されることでp物質やカルシトニン遺伝子関連物質という痛み物質が血管周囲に放出されて炎症を起こし、さらに痛みが増している状態です。この場合必要なのは、脳内の血管の拡張と炎症を抑える薬で、それができるのがトリプタン製剤というわけです。炎症を起こしている状態はたとえて言えば脳動脈が火事を起こしているようなものです。「この場合に必要なのは直接水を掛けて火を消してくれる消防車ですよね」と説明します。患者さんにトリプタン製剤の説明をし、「鎮痛薬は火を消してくれませんのでバリケードを持った機動隊というわけです」というように説明します。

すると患者さんは「今の私の状態は機動隊ではだめで、消防隊が必要なんですね」と薬に対する理解を深めてくださり、注意事項もよく守って治療に前向きに取り組んでいただけます。患者さんにわかりやすく説明することが、治療効果を上げ、患者さんが満足してくださる一つの要因だといつも再認識させられます。

患者さんにとって少しだけ問題なのは、薬価が高いことです。錠剤の場合どのトリプタン製剤も一錠千円前後ですから、国民健康保険の患者さんなら一錠約三百円ということになります。私は、緊張型頭痛の場合、九割の患者さんには自己マッサージを指導し、「薬を飲む必要はありませんよ。教えてあげたマッサージを朝昼晩合計四十五秒続けてくださいね。それで絶対によくなりますから」と処方薬なしの自己管理をすすめるのです。こと片頭痛に関しては、「このトリプタン製剤は高いお薬ですが、血管の火事を消す理にかなったお薬ですので、あなたの片頭痛にはこれが有効ですよ。必ず楽になります。これまで二日も三日もじっと寝込んでいたのが早ければ三十分、遅くても二時間くらいで痛みから解放されます」と私は積極的におすすめします。それほど効果が高いのです。

一回に必要なのは、せいぜい一錠から二錠。国保の方なら三百円か六百円で片頭痛の痛みから解放されます。（二〇二〇年四月の時点で、このトリプタン製剤のうち四種類はジェネリックになり医療保険で一錠百五十円と半額になっております。）

これを確信させてくれたのは、日々の診療における患者さんの存在です。現在、一日だいたい平均七十人の患者さんを診ていますが、その内新しい患者さんは十人前後です。一日百人の患者さんを一人で診るのは無理だと周囲からは言われます。しかし診立ての技術は患者さんから学ぶことで上がってきたと思っています。薬が効いているのかどうかは来ていただかないとわかりません。「あの薬は効きました」「あの薬は効きませんでした」と教えてもらうことでマイデータとして蓄積することができます。通常は海外のデータで効き方を患者さんに説明したり投薬をしています。しかし私の場合は来られた患者さんのデータを逐一まとめて蓄積していますから、「こういうタイプの患者さんにはこのトリプタン製剤が効く」とか、「効かなかった」とおっしゃる患者さんにも「同じ薬をあと何日飲み続けて欲しい」とか、「ではこちらのトリプタン製剤に変更しましょう」というように、個々の患者さんの状態に合わせて最も満足度の高い薬を処方することができるのです。

診察しながらマイデータ（開院十七年の時点でトリプタン製剤の投与例は一万五千例を超えています）を集めてそれを患者さんにフィードバックする。借り物のデータではありませんので確信をもって診察に当たれますし、患者さんからも信頼していただけるのだと思っています。

データは出しやすいように大学でやってきたことを応用しています。ですから副作用に関してもありのままに科学的データとして集積していますので、「こんな副作用が出る可能性がありますが、ほとんど軽微であり心配ありませんよ」と事前に説明もできるのです。

トリプタン製剤はなぜ効果が高いのか

日本でトリプタン製剤を使えるようになったのは二〇〇〇年四月のことで、最初に発売されたのはイミグランの皮下注射薬でした。イミグランに関しては海外ではすでに一九九一年にニュージーランドで皮下注射薬と錠剤が発売され、同年八月イギリスで皮下注射、翌一九九二年にはカナダとドイツで錠剤が、アメリカで皮下注射の認可がなされ、現在百カ国を超える国で使用されています。すでに一九九一年にはニュージーランドとイギリスで認可されていたのですから、わが国での認可は随分遅いといってよいでしょう。

このように医薬品の最初の発売国とわが国での発売に時間のずれがあることをドラッグ・ラグといいますが、平均すると日本は約三・九年といわれています（医薬産業研究所リサーチペーパーN0．31）。イミグランの場合、認可までに丸九年もかかったわけですから、いかに片頭痛が軽く見られていたかの一面を示しているのかもしれません。

しかしこのイミグラン皮下注射の導入は片頭痛治療に画期的な効果を上げ、頭痛診療におけるエポックメイキングとなったといっても過言ではありません。これを起点に日本の頭痛診療が大きく変わり始めたのです。現在わが国では五種類のトリプタン製剤――スマトリプタン＝薬剤名はイミグラン錠五〇ミリグラムとイミグラン点鼻薬二〇ミリグラム。ゾルミトリプタン＝薬剤名ゾーミック錠二・五ミリグラム、ゾーミック錠ＲＭ錠二・五ミリグラム、臭化水素酸エレトリプタン＝薬剤名レルパックス錠二〇ミリグラム。安息香酸リザトリプタン＝薬剤名マクサルト錠一〇ミリグラム、マクサルトＲＰＤ錠一〇ミリグラム。ナラトリプタン塩酸塩＝薬剤名アマージ錠二・五ミリグラムがあり、このほかにイミグランには病院で用いる皮下注射三ミリグラム、そして在宅自己注射薬キット皮下注射三ミリグラムがあります。

これらはすべて医師の処方箋によって処方されるもので、薬局に行って「トリプタン製剤をください」といってても売ってはもらえませんので、必ず病院を受診してください。なおＲＭ錠とＲＰＤ錠は水なしで飲める錠剤で、電車に乗っている時や会議中、授業中といった水がない状態で片頭痛発作が起きたときにとても重宝します。口中粘膜では吸収されませんので、薬が溶けた唾液をきちんと飲み込んでください。

トリプタン製剤が登場するまでにも片頭痛治療薬はなかったわけではありません。長い問使われてきたカフェルゴットはメーカーが世界的に製造販売を中止する方針を打ち出しましたので、わが国でも二〇〇八年三月三十一日をもって販売中止となり、経過措置期間を設けた後、二〇〇九年三月三十一日をもって保険薬価削除となりました。

しかし患者さんの中には残っていたカフェルゴットを今も使っている方があるかもしれませんし、個人輸入といった形で使用しておられるケースもないとはいえません。このカフェルゴットや今日でも用いられているクリアミンＡやクリアミンＳといったエルゴタミン製剤は、トリプタン同様に血管収縮剤で片頭痛治療薬の中心的なものでした。ただ発作のできるだけ早い段階で飲まなければ効果がないため前兆のない片頭痛の人は飲むタイミングが図りにくく、かつ随伴症状である悪心や嘔吐を強め、頭部血管への選択性が低く、全身の血管を収縮させるため心血管系へのリスクが大きいという欠点を持っています。そのため心血管系疾患のある患者さんへの投与は控えるべきです。また作用時間が長いため頻繁に使うことができないのも欠点ですが、少なくとも同じ日に再び片頭痛を起こすことは少ないため今も利用する人はいると思います。しかし、当院を受診する患者さんのエルゴタミン製剤の使用は皆無になっております。

トリプタン製剤はどれもセロトニン(５―ＨＴ)と構造が類似した設計で、セロトニンの受容体５―ＨＴ／１Ｂと１Ｄに選択的に働いて片頭痛で拡張した頭蓋内外の血管を収縮させて正常な状態に戻し、同時に炎症を進めてしまう痛み物質・神経ペプチドの放出を抑えることで炎症や痛みが伝達されることを抑制し片頭痛を鎮めます。このようにトリプタン製剤は片頭痛治療に特化した薬で、通常の痛み止めや鎮痛薬とは全く違います。前述したように、消防隊として作用して血管の火事を消火する薬だと理解してください。

予防薬ではありませんので、発作が起きた時しか服用してはいけません。そして根治薬ではありませんので、火事が起こったら消しに行くと考えたらわかりやすいと思います。後で紹介します「片頭痛を誘発するものを避ける」、「片頭痛の予防薬」を参考にして医師のアドバイスを受けてください。念のために申し添えますが、緊張型頭痛の人が飲んでも何の効果もありません。

また、各トリプタン製剤の項目にたとえれば「一日一回服用。効果が見られない場合は二時間以上あけてもう一錠使用可能」というような注意を挙げてありますが、この「もう一錠服用可能」という量を飲んでも効果がない場合は、その時点で服用を中止し必ず医師に相談してください。しかし、一度効果があったトリプタン製剤が次の時に効果がなかった場合、これは胃の調子の悪い時、すでに悪心が出たりして、胃の吸収が悪い時がありますす。それゆえ二回目に内服することは、消防隊を増員させるということで理解してくださ い。いってみれば性格の違いというような微妙な差異がトリプタン製剤にはあり、人によって相性の良い悪いがままあります。よって相性のいいトリプタン製剤を見つけるまで三ヵ月くらいお試し期間が必要と説明しています。

トリプタン製剤の特徴と服用の注意点

まず最初に共通の使用禁忌と慎重な服用が求められている内容を記します。

■トリプタン製剤を使ってはいけない人

・それぞれのトリプタン製剤に対して過敏症を起こしたことのある人
・狭心症や心筋梗塞など心血管系に病気がある人
・脳梗塞、虚血性脳血管障害など脳血管系に病気のある人
・コントロールされていない高血圧の人
・重篤な肝機能障害のある人
・末梢血管障害の人
・各製剤成分に対する過敏症の人

・家族性片麻痺性片頭痛、孤発性片麻痺性片頭痛、脳底型片頭痛、眼筋麻痺性片頭痛、網膜片頭痛など特殊型片頭痛の人

■トリプタン製剤使用に慎重な検討が求められる人

・心臓病の人
・脳血管障害の可能性のある人
・肝機能障害のある人
・腎機能障害のある人
・高齢者
・コントロールされている高血圧の人
・てんかんの既往症やけいれんを起こしやすい病気の人
・閉経後の女性や四十代以上の男性

■併用に注意が必要な薬

・ＳＳＲＩ（選択的セロトニン再取り込み阻害薬）、ＳＮＲＩ（セロトニン・ノルアドレナリン再取り込み阻害薬）は効果が高くて副作用の少ない抗うつ薬ですが、トリプタン製剤と併用するとセロトニンの血中濃度が高くなりすぎてセロトニン症候群を発現させる

可能性が考えられます。ＳＳＲＩやＳＮＲＩを服用している患者さんはトリプタン製剤を使用する際には医師とよく相談してください。

・エルゴタミンあるいはエルゴタミン誘導体含有製剤（クリアミン、エルゴメトリン、メテルギン）や他のトリプタン製剤を二十四時間以内に服用してはいけません。どちらも血管を収縮させる薬ですから、収縮作用が強すぎて血圧上昇や血管攣縮を増強するおそれがあります。

トリプタン製剤を使う場合は必ず医師に現在服用している薬を告げてください。受診される際に、いま飲んでいる薬の一覧表を持参されるとよいでしょう。病院でも調剤薬局でも処方した薬の効果と注意点を明記したものや保険調剤明細書が必ず発行されますからそれをお持ちくださると医師も的確な判断ができるのです。

■トリプタン製剤共通の注意点と副作用

眠気や目まいを催すことがありますから、自動車の運転や危険を伴う機械操作、高所での作業などをしないでください。

一九九一年にニュージーランドでトリプタン製剤・イミグランが発売されてから二十九年になりますが、重篤な副作用の報告は極めて少なく安全性の高い薬と評価されています。

共通の副作用として挙げられるのは胸、のど、肩などの締め付け感や圧迫感、そして息苦しさなどの不快感です。これらの不快感はどのトリプタン製剤でも報告され、服用後三十分以内に現れることが多く自然に消えていきますが、次回診察を受ける時、必ず医師に報告してください。

国内での報告はありませんが尋麻疹、発疹等の皮膚症状、一過性の血圧上昇などが一パーセント未満の人に起こったと報告があります。また稀に以下の重大な副作用が起こることがあります。一、呼吸困難、咽頭麻痺、気管支麻痺のアナフィラキシー様症状や血圧低下を伴うアナフィラキシーショック　二、不整脈、狭心症、心筋梗塞を含む虚血性心疾患様症状　三、てんかん様発作。このような症状が現れた時には速やかに医師の診察を受けてください。当院での一万五千例を超える使用経験では、このような副作用は全くなく、安全性の高い薬であることを付け加えておきます。

トリプタン製剤は片頭痛に対して極めて高い治療効果を発揮しますが、その分、慎重に用いなければなりません。共通の禁忌事項・個別の禁忌事項・併用注意薬、慎重投与が求められるケースをそれぞれきちんと守って使ってください。わからないことは医師や薬剤に理解できるまで尋ねましょう。効果が高い薬ゆえに安易な服用は重篤な事態を招く危険性があることを忘れないでください。

トリプタン製剤の服用タイミング

かつて主流だった片頭痛治療薬エルゴタミン製剤は、頭痛発作が生じる前に服用しなければ効果がなく、服用のタイミングが取りにくいものでした。しかしトリプタン製剤は、痛みを感じたら飲めばいいという点が大きく違います。

最適な服用タイミングは「あっ、片頭痛が始まった」と感じる軽度の頭痛の時点が最も高い効果が得られます。既述しましたように消防隊による初期消火が極めて有効なわけです。トリプタン製剤は服用してから脳に届くまでに十五〜二十分かかりますから、閃輝暗点の前兆がある人は、閃輝暗点が始まって十分経った時点で飲むと、薬が効き始める時点と血管が拡張するタイミングが一致して効果的です。頭痛がひどくなってからだと、アロディニア（脳が痛みに過敏になり通常は感じない刺激でも痛みとして感じる状態。皮膚が過敏になって手足がピリピリしたり、手が痺れたりする現象が現れたり、髪をとかすのも痛みで不快感が生じます。片頭痛を緊張型頭痛と間違えられて長い間正しい治療が受けられなかった場合に余計に出やすいといわれています）が発生して、トリプタン製剤の効果が得にくくなります。

トリプタン製剤を服用することで、これまで三日間くらい続いた辛い痛みは三十分〜二時間ほどで解消されます。当院における経口トリプタン五製剤の使用例七百七十九例の有効性について論文で報告しました（『新薬と臨林』五九巻七号、一一六頁—一二三頁、二〇一〇年）。それによると、二時間以内の頭痛の消失率は七九〜九四パーセントで、その有効性が示されました。

どんなことでも不安や違和感を覚えることがあったら、頭痛専門医に相談するのが一番です。必ず、よい解決法やアドバイスをしてくれるのがあなたの主治医なのです。

片頭痛を誘発するものを避ける

母親が片頭痛持ちの場合、その子どもも頭痛持ちになりやすい傾向があることがわかってきています。片頭痛になりやすい体質が遺伝すると考えられているのです。

今、頭痛に苦しんでいなくても、片頭痛になりやすい体質を受け継いでいる可能性があることを念頭に置いておくと、いきなり片頭痛発作が始まったときあわてなくて済みます、原因は何だろうと悩むことなく頭痛専門医を受診することができるでしょう。また現在、片頭痛に悩んでいる人は以下の誘引物質や環境要因を避けるよう日頃から注意してください。

1　片頭痛を誘発しやすい食品の摂取を避ける

チョコレート、赤ワイン、コーヒー、紅茶、チーズ、ナッツ類、かんきつ類、人工甘味料・アスパルテームなどは、片頭痛を誘発しやすい食品といわれています。できるだけ避けましょう。

2　早寝早起きで適度な睡眠をとることを心がける

なかには、週末頭痛があります。仕事をしてせっかく休みになった土日だけ片頭痛が起こる患者さんがいます。これはリラックスして逆に血管が拡張して起こりやすくなるわけです。睡眠過多も睡眠不足も片頭痛を引き起こしやすくなります。研究者の中には昼寝もよくないという人もあります。規則正しい生活リズムで適度な睡眠をこころがけましょう。どうしても眠れない、眠りが浅いという人は主治医に相談してください。穏やかな効き目の睡眠導入剤を選択するなど、きっといい解決法を見つけてもらえます。

3　環境要因をできるだけ避ける

人混み、騒音、におい、光、天候の変化や太陽の光などが考えられます。騒音のひどい場所にはできるだけ近づかない。やむなく外出するときは耳栓を利用するなどの工夫をするとよいでしょう。なかには、自分の赤ちゃんの泣き声で頭痛が増強する人もいます。

またにおいの原因で最も多いのはタバコです。においではカレーライスのにおいでてきめんに片頭痛を起こすとか、ミルクのにおいがだめとか、玉ねぎを切ると片頭痛が起こる、炊き立てのご飯のにおいがだめ、香水のにおいで必ず片頭痛が起きるという具合に極めて個人差があります。自分にとって何が頭痛の誘因となるか日頃からよく注意して、ご自分で見つけて避ける工夫をしてください。お子さんにカレーを作らなくてはならないような場合は、マスクをするとかなり効果があります。また太陽の光が眩しくて耐えられないという人も多いですから、やむなく外出する場合は帽子をかぶり、サングラスを使うといった工夫をしましょう。光に関しては車のヘッドライトや蛍光灯の光が耐えられないという人もいます。昼間、太陽の光をさえぎる遮光性の高いカーテンに変えて、外からの光が入ってこないような工夫をし、かつアイマスクを使用することでかなり改善されます。天気が悪くなりそうな時や台風が近づいてくる時は必ず予兆が始まって、片頭痛を起こすという人もかなり多くいらっしゃいます。気象の変化ばかりは避けようがないのですが、予兆や前兆の後、本格的な片頭痛が始まった時点でトリプタン製剤を服用することで、大きな発作になることを抑えることができます。

また、梅雨の晴れ間で湿度が高くて蒸し暑く、それなのに太陽が照り付けているような日や、真夏の猛烈に暑くて太陽がギラギラする日も片頭痛注意日です。できるだけ涼しく、湿度と温度を下げた部屋で静かに過ごしましょう。

4　運動、入浴など身体を温めることを避ける

片頭痛の随伴症状として肩の凝りや首の凝りがあります。実際は片頭痛なのに長い間、「緊張型頭痛でしょう」といわれてきた人は、「運動不足が原因」「お風呂に入って体をゆっくりと温め、リラックスすると肩や首の凝りがほぐせる」と思い

込んでいますから、つい運動したり入浴したりしてしまいます。

しかし、片頭痛にとってこれらの行為は避けなければならない事項です。血行がよくなると脳血管も拡張しますから、余計に片頭痛の痛みを増してしまうのです。

片頭痛の場合は冷やすことが原則です。こめかみのちょっと上の頷厭(がんえん)というツボの辺りやひたい、そして首を凍らせた保冷剤や冷たいタオルで冷やすと、かなり楽になります。使いやすいサイズの保冷剤を見つけたら常に冷凍庫でいくつか凍らせておくと重宝します。片頭痛は冷やす。温めてはいけないのです。とは言え、冷やしすぎはよくありません。冷やすのは急性期の辛い時だけにしてください。

片頭痛の予防薬

トリプタン製剤は月にどれくらいまで服用してもいいのか、と患者さんからよく尋ねられます。私はできるなら月に七錠以内に留めるべきとお話しますが、なかには十錠を超えてしまう患者さんもおられます。月経時の頭痛や、症状が重い患者さんの場合、一週間に二度も三度も片頭痛の発作が起きてしまう人も決して少なくないからです。そうなるとトリプタン製剤を月に十錠以上飲むことになってしまいます。これは決していいことではありません。トリプタン製剤は拡張した脳血管を収縮させる薬ですから、これを過度に用いることは脳血管系や心血管系への影響が無視できませんし、トリプタン乱用頭痛という薬物乱用頭痛になってしまいます。その場合には予防薬が必要となります。

トリプタン製剤は発作を頓挫させる薬で根治薬ではありません。

そこでおすすめしたいのが予防薬です。

■カルシウム拮抗薬

月に二回以上片頭痛発作に襲われ、日常生活に支障をきたしている患者さんに有効な予防薬です。カルシウム拮抗薬は降圧剤として知られていますが、その中の一つ塩酸ロメリジン（市販名／ミグシスあるいはテラナス）は、わが国で初めて片頭痛予防薬として保険適応薬となった薬剤です。同系列の降圧剤と比較すると脳血管に選択的に作用するのが特色で、血管内や神経細胞へのカルシウムイオンの流入を阻害して、脳内血管の収縮を抑制し、拡張させる働きがあります。

皆さんの中には「片頭痛は脳血管が拡張して起きると聞いてきたのに、拡張させる薬を飲むなんて変だ」と思われる方も多いかもしれません。でも思い出してください。血管説ではまずセロトニンの大量放出によって脳内血管が収縮し、その後セロトニンの欠乏によって反動として血管が拡張して片頭痛が起こる——でした。

片頭痛予防薬（塩酸ロメリジン）は片頭痛のきっかけとなる脳内の血管収縮を抑制・拡張する作用で片頭痛の起こるのを未然に防いでいこうという薬です。また血管の炎症抑制、セロトニン放出のきっかけとなる血小板凝集抑制効果も有していますので、効果の大きい予防薬です。

マクサルトは二十四時間以内のカルシウム拮抗薬の服用を併用注意としていますので、マクサルトを使用している人は医師と相談してください。妊婦または妊娠している可能性のある人には使えません。動物実験で催奇性作用が報告されています。

また塩酸ロメリジンは、授乳中の人は使用しないことが望ましいのですが、やむを得ず使用する場合は授乳を避けてください。幼児には投与できません。また、頭蓋内出血またはその疑いのある患者さん、脳梗塞急性期の患者さんは使用禁忌です。慎重投与や併用注意薬もありますので、医師からよく説明を受けてください。副作用は少ない薬ですが稀に眠気、めまい、ふらつき、悪心、ほてりなどが生じることが報告されており、抑うつ症状が現れることもあります。一日に服用可能な最大量は20ミリグラム（四錠）までです。

■β（ベータ）遮断薬

β遮断薬は高血圧、冠動脈疾患、頻拍性不整脈などの治療薬ですが、片頭痛予防薬としても古くから使用されてきました。プロプラノロール、メトプロロール、アテノロール、ナドロールなどが効果が高いとされています。ただしプロプラノロールはマクサルトとの併用は禁忌となっていますので、注意してください。マクサルトを使用している人は他のβ遮断薬を医師に探してもらってください。

また気管支喘息、気管支けいれんのおそれのある人は使用できません。妊娠中または妊娠している可能性のある人は緊急でやむを得ない場合を除いて服用を避けてください。授乳中の人は授乳を避けてください。β遮断薬の中で内因性交感神経刺激作用を有するアセプトロール、ピンドロール、アルプレノロールなどには片頭痛予防薬としての効果はないことがわかっています。また片頭痛予防薬として保険適用がなされていませんので、服用する場合は自己負担となります。

■抗てんかん薬

本来は脳の神経を鎮めててんかんの発作を予防する薬剤ですが、応用として片頭痛や群発頭痛の予防薬として使われ、また鎮痛補助薬としても用いられます。

なかでもバルプロ酸ナトリウムは、GABA（γ-アミノ酪酸）を調整することでナトリウムイオンチャンネルを抑制し、カルシウムイオンチャンネルの活動を調整することで片頭痛や群発頭痛の予防に効果があるとされています。薬剤名はデパケン、セレニカなどが販売されています。平成二十二年十月二十九日より同薬剤は片頭痛に対しての予防薬として保険適用となりました。禁忌事項として、重篤な肝臓障害のある人、妊娠中の人は使用できません。他にも禁忌事項がありますので、医師の説明をよく聞いてください。

■抗うつ薬

抑うつ傾向がない場合でも片頭痛に関係の深いセロトニン代謝を改善することで片頭痛の予防に効果的に働きます。最近では選択的セロトニン再取り込み阻害薬（SSRI）やアミトリプチリン塩酸塩（薬剤名／トリプタノールやラントロン）が注目されています。トリプタノールやラントロンは緑内障の患者さんや心筋梗塞の回復初期の方、前立腺疾患、モノアミン酸化酵素阻害剤（セレギリン）を服用中の患者さんは使用できません。

患者さんによっては片頭痛の予防薬として抗てんかん薬や抗うつ薬を処方されることに抵抗感を持たれたり、また地元の顔見知りの調剤薬局で薬を受け取る時に添付される薬剤名や効能を明記した書類に「てんかん」や「うつ」と書かれていることに違和感を覚える患者さんも少なくありません。てんかんもうつも少しも恥ずかしい病気ではありませんが、精神疾患に対する長年の偏見が片頭痛の予防薬として処方された抗てんかん薬や抗うつ薬の名称に「精神疾患患者と思われてしまうのではないか」と不安を感じられるようです。医師は患者さんにこのような心理的負担をもたらさないために何よりも丁寧な説明が求められると思いますし、また患者さんも片頭痛を予防するためにこれらの薬剤が持つ有効性を理解していただきたいと願っています。

またこれらの予防薬は漫然と飲んでいてはいけません。まず二週間目に効果があるか、ないかを主治医と確認し、最低三ヵ月は決められた用量を服用してください。一、二ヵ月で止めると頭痛がひどくなるという報告があります。その後頭痛発作が起こらなくなったら、少しずつ量を減らして止めていきます。どれくらいの期間服用するかなど主治医からよく説明を受けてください。

■漢方薬

漢方薬は予防薬や急性期治療薬として古代から使用されてきており、経験的・伝統的に効果・安全の両面から有用と評価されています。これを裏付けるエビデンス（科学的な根拠、臨床的な裏付け）も集積されつつありますので、できるだけ漢方医療を取り入れたいと考えておられる患者さんにはよいでしょう。呉茱英湯（ごしゅゆとう）、桂枝人参湯（けいしにんじんとう）、釣藤散（ちょうとうさん）などが有用とされていますがまだ科学的根拠が少ないのが実情です。

■薬物療法以外の予防治療法

行動療法・緩和訓練としてリラクゼーション、認知行動療法、催眠療法などがあり、理学療法としては鍼（はり）、経皮的電気刺激などが挙げられます。また自然食品やサプリメントではナツシロギク（フィーバーフュー）、西洋フキ（バターバー）、マグネシウム、ビタミンB2などがその代表的なものです。ナツシロギク（フィーバーフュー）は古くから片頭痛の予防に用いられてきて有効性が認められていますが、子宮収縮作用があるため妊娠している人は用いてはいけません。

これらの予防法は薬物療法を望まない人、薬物療法に禁忌がある人、薬物治療に反応しない人、妊娠中または妊娠の可能性がある人（ナツシロギクは禁忌）、薬物乱用頭痛の既往がある人といったケースに用います。

生理痛とみまごう月経関連片頭痛は難治性で長引く

月経に関連して起こる頭痛は、従来から「月経前症候群」や「月経痛／生理痛の一部」と判断され、鎮痛薬治療が主体でした。国際頭痛分類第三版の片頭痛の本項目以外の付録として、月経関連片頭痛が分類されています。この月経関連片頭痛については、その特徴を明らかにすべく、二〇一六年に論文を報告しております（生理痛と見紛う月経関連片頭痛診断に対する頭痛グラフの有用性　山梨医学　43:33-36, 2016)。五十嵐久佳が、月経に関連する体調変化についてのアンケート調査結果を報告しています。これによると、片頭痛群の七八・一パーセントは、月経に関連して起こる頭痛を「生理痛の一種」として認識していました。自験例のような月経関連片頭痛は、その約八割で生理痛と捉えられていたと思われます。その結果、鎮痛薬に頼らざるを得ないと自己判断して、薬物の使用過多による頭痛や気分障害も惹起した可能性があります。また五十嵐は、片頭痛群は非片頭痛群に比べ、腹痛、腰痛、だるさなど、頭痛以外の体調変化を伴うことが多かったと報告しています。また、片頭痛群の八六・一パーセントは「仕事や家事、勉強が手につかなくなる。集中できなくなることがある」と回答し、更に三八・一パーセントは「家から出られなくなる。

ベッドや布団から動けなくなることがある」と回答しており、非片頭痛群に比べ生活支障度が高かったと報告しています。それほど生活に支障度が高い片頭痛にも関わらず、片頭痛で医療機関へ受診した経験のある人は一五・五パーセントに留まり、七七・七パーセントは「市販の薬で治まったから。十分だと考えたから」と回答したと報告しています。

このような報告は、頭痛で悩む多くの女性にとって、極めて有用な情報であり、従来からの月経時の頭痛を「生理痛の一種」と安易に考えず、月経関連片頭痛であることを認識すべきと考えます。そのため、月経関連片頭痛を、患者本人が自覚するためには、著者が報告したように、頭痛グラフが極めて高い有効性を示したと考えます。それは、月経の始まる二日前から月経開始の三日目までにエストロゲンが急激に下がることによると報告されています。しかし今回の検討から約九割は排卵日頃にも片頭痛発作がおこる二峰性であったことは、月経周期においては排卵日の直前にもエストロゲンが低下するため、二峰性になった理由はこのホルモン変動によると考えられました。

月経関連片頭痛患者の場合、九割が月経時と排卵日の二峰性の頭痛で悩まされることになり、月経が月に二回くる例もあるため、十日以上の片頭痛発作がある場合には、薬物の使用過多にならざるを得ません。また、このような例が三三パーセントあったことは、必然的に鎮痛薬への依存度が高くなっていたと考えます。そのため、このような女性の月経周期を十二分に理解した上で、片頭痛治療を行う必要があり、鎮痛薬を月に十日以上内服している患者さんには、特に薬物の使用過多による頭痛に対しての指導が必要です。さらに、月経関連片頭痛に対してはトリプタンが推奨されており、トリプタンへの切り替えを行うことをお勧めします。

また、片頭痛はうつ病、パニック障害、全般性不安障害さらには双極性障害との併存についての報告があります。自験例においても、うつ病や双極性障害などの気分障害の併存を三五パーセントで認めたことから、月経関連片頭痛においても、辛い頭痛のみならず、五十嵐の報告にある月経による不安さらには気分変調が重なり、イライラ感や不安感がさらにストレス状態となります。その結果、片頭痛がさらに誘発され悪循環になります。そのため連日性頭痛となって受診することになります。このような頭痛は、緊張型頭痛と誤解され、鎮痛薬の過剰内服を誘発して難治性頭痛になってしまいます。この慢性連日性頭痛例においては、精神的な因子も念頭におき、鎮痛薬治療ではなく、抗うつ薬や、双極性障害に対しては気分安定薬の投与を考慮すべきです。これにより気分の安定化が図られることにより、精神的ストレスが軽減して本来の二峰性の月経関連片頭痛に収斂しますので、決して鎮痛薬のみの惰性的治療に陥らないことをお勧めします。

小児と思春期の片頭痛

近年、国際頭痛学会において、小児の頭痛が注目されており、日本頭痛学会においても小児の頭痛についてのシンポジウムセッションが毎年設けられております。当院の開院十六年間の年齢別の頭痛データでは、二十歳未満は一九二二例で、このうち片頭痛と診断されたのは一七一五例で、小児から思春期の頭痛は、片頭痛が八九・二パーセントを占めておりました。国際頭痛分類第三版では、片頭痛の持続時間は二時間から七二時間で、成人の四時間から七二時間と比べて短いのが特徴であります。さらに小児の片頭痛の場合には両側性が多いのも特徴です。片頭痛は悪心・嘔吐を伴ったり、中等度から重度の寝込むほどの頭痛のため、小児の場合には起立性調節障害、自家中毒などと小児科や内科では診断されております。また、片頭痛は、中等度~重度の頭痛のため、朝方に頭痛発作がおこると登校できなくなったり、学校で頭痛発作がおこると、保健室で寝かせてもらいよくならないと親御さんが迎えに行く例が多いのも特徴です。片頭痛の子供たちは、学校や家庭でストレスがあると、片頭痛以外の抑うつ傾向からの連日性頭痛となり、登校できなくなります。それが頻回におこると、年間に三十日以上容易に休むことになり、不登校のレッテルを張られることになります。後述します頭痛が頻発して登校できなくなる子供の中には、人との関わりが苦手で、学年が上がるごとにコミュニケーションに壁を感じ始めて、ストレスを感じ「行きたくない症候群」になります。国際頭痛分類第三版には、片頭痛の基準の中に、二版までは、小児周期性症候群として分類されておりましたが、成人にも同様な症状を呈する例もあり、三版からは、片頭痛に関連しうる周期性症候群として新たに分類されました。これには、腹痛、不快感・悪心および嘔吐のいずれかひとつ以上の症状を示す明らかな発作が五回以上ある再発性消化管障害、強い悪心と嘔吐を示す発作が五回以上ある周期性嘔吐症候群、中等度〜重度の腹部正中の痛みを繰り返す原因不明の腹痛は、血管運動症状、悪心および嘔吐を伴い、二〜七二時間持続し、発作間欠期には正常である腹部片頭痛があります。これらはいずれ片頭痛持ちになります。意識消失を伴うことなく数分〜数時間で自然寛解する回転性めまい発作が五回以上ある良性発作性めまいなどに分類されております。これらの症状は、小児科においては、自家中毒や起立性調節障害と診断されます。しかし、このような自律神経失調様症状を呈するのが片頭痛患者さんの特徴であります。要約しますと、片頭痛の患者さんは、心身ともにナイーブである人が多いのも特徴です。そのため、ストレスに暴露することで、片頭痛のみならず、ダラダラ頭痛や周期性症候群をも併発して、不登校や出勤拒否につながる要因になります。

小児の急性期片頭痛治療薬の第一選択薬として、慢性頭痛診療ガイドライン（二〇一三）には、イブプロフェンとアセトアミノフェンがグレードA、片頭痛の頓挫薬としてトリプタンについてはスマトリプタン点鼻薬が、錠剤ではリザトリプタンが有効かつ安全であり、推奨グレードAとなっています。臨床現場では上記鎮痛薬の効果不十分な例に対して経口トリプタンを使用せざるを得ない例があり、トリプタンの使用例のアンケート結果について報告しました。（十六歳未満の小児片頭痛例に対するトリプタンの有効性と満足度調査山梨医学 42:36-40, 2015）。小児の片頭痛頓挫薬として、二時間以内の頭痛改善率と満足度はほぼ八十パーセントでした。また、副作用においては、眠気、倦怠感、めまいあるいは胸がつまるなどありましたが、いずれも軽症で重篤な副作用はありませんでした。このように、小児の片頭痛例は、その治療効果により口コミで、現在も小児の片頭痛例は増加の一途をたどっています。小児の頭痛の患者さんは、まず片頭痛を念頭において治療されるべきと思います。

第四章　群発頭痛とその近縁疾患

眼の奥がえぐられるような痛み

トリプタン製剤のイミグラン点鼻液や皮下注射の説明の中で、「群発頭痛にも効果が高い」と紹介しましたが、群発頭痛の説明をまだしていませんので、ここで群発頭痛について触れておきましょう。

群発頭痛はかつてはさまざまな名称で呼ばれてきました。たとえば毛様体神経痛、頭部肢端紅痛症、ピンク顔面紅痛症、血管運動麻痺性片側頭痛、慢性神経痛様片側頭痛、ヒスタミン性頭痛、ホートン頭痛、ハリス・ホートン病、（ハリスの）片頭痛様神経痛、（ガードナーの）錐体神経痛といった具合です。

当院では頭痛患者三万一千四百三十一例中群発頭痛は三百八十九例で頭痛全体の約一パーセントでした。発生率は十万人に九・八人（別の説では十万人あたり五十六人〜四百一人〉とあまり多くなく、医師の間でもあまり認知されていないタイプの頭痛です。二十～三十代の若い男性に圧倒的に多いのですが、近年女性にも増える傾向にあります。

群発頭痛の痛みは激烈で、あまりの痛みのためにじっとしていることができず歩き回ったり転げまわったりするほどです。患者さんの多くが「眼の奥をナイフでえぐられるような痛み」とか「錐で突き刺されるような痛み」と形容されますから、どれほどの痛みか想像してみてください。とにかく激烈な痛みです。これだけの痛みがありますので、くも膜下出血と間違えられて手術をされかけたとか、急性歯髄炎と診断されて抜歯されたなどの気の毒な話も起こっています。また三叉神経痛や慢性副鼻腔炎と間違えられることもよくあるようです。

群発頭痛は季節の変わり目に起こることが多く、一側性の重度の頭痛発作が眼窩部、眼窩上部、側頭部の一つ以上の部位に現れ、強烈な痛みが十五分～三時間ほど持続します。発作の頻度は二日に一回から一日八回と個人差があります。発作の期間は数週間から一～二ヵ月、毎日のように群発して発生するのが特徴で、しかも夜間や明け方など、ほとんど決まった時間に発作が起こりますから睡眠中に激痛で目を覚ますタイプの患者さんは眠るのが恐くなり、極度の睡眠不足に陥ります。

また発作は夜間だけではなく、昼間でも発生します。片頭痛のような拍動性はなく、前兆や嘔吐を伴うこともありません。また発作時には鼻閉、鼻汁、結膜充血、流涙、縮瞳、眼瞼浮腫、眼瞼下垂、前頭部および顔面の発汗、頬の紅潮などが現れるのが特徴です。

誘発因子としてアルコール、ニトログリセリン、ヒスタミンが挙げられていますが、原因はまだよくわかっていません。発生のメカニズムと考えられている説は現在三説あり、一つ目は、発生源としての起源を視床下部に求める説です。

最近、体内時計という言葉をよく耳にされると思いますが、これは動物、植物、菌類、藻類などほとんどの生物が内在しているおおよそ二十四時間を周期として変動する生理現象のことで、これを概日（がいじつ）リズム〔Circadian rhythm サーカディアンリズム〕といいます。群発頭痛の患者さんは概日リズム＝体内時計の調節を担っている物質（メラトニン）などに変化が見られることから、体内時計の中枢に何かが起こっている可能性があります。

メラトニンを分泌して概日リズムを調整しているのは松果体というグリンピースくらいの大きさの組織で、二つの大脳半球の間、二つの視床体が結合する溝にはさまれています。

メラトニンを分泌するのは松果体ですが、この組織は脳の奥深くにあるため、分泌を促す光の変化をキャッチすることができません。そこで直接指令を出しているのが視床下部の視交叉上核で、目から入る光のシグナルは網膜から視交叉上核に伝わり、視交叉上核が松果体に指令を出すことで松果体がメラトニンを作り始め分泌します。

　ちなみにメラトニンの分泌は夜間に高く昼間は低くなっています。暗くなって松果体で作られ血液中に放出されたメラトニンが視交叉上核にあるメラトニン受容体に結合すると、体温が下がり眠気を催してくるというのが眠りのシステムです。

　群発頭痛の患者さんは発作が発生する時間がほぼ決まっていることから、体内時計と関連しているのではといわれ、その中枢機能を担っている視床下部・視交叉上核に原因があるのではないかと考えられているのです。

　その根拠として発作の起きている最中の患者さんのＶＩＰ（血管作動性腸ペプチド）の増加が確認されています。このＶＩＰは消化管、膵臓、視床下部の視交叉上核など人体内の多くの場所で作られるペプチドホルモンですが、視交叉上核に存在するＶＩＰは視交叉上核と脳細胞との重要な連絡役を担い、明暗サイクルに伴う視交叉上核機能に大きな役割を果たしています。このＶＩＰの増加が概日リズム・体内時計に乱れを引き起こしているのではと推察できます。

二つ目の説は、三叉神経血管説です。この三叉神経血管説は片頭痛の項でも出てきた説ですが、群発頭痛の発生期に患者さんの内頚静脈を調べると、カルシトニン遺伝子関連ペプチドが増えているのがわかっています。カルシトニン遺伝子関連ペプチドは何らかの刺激を受けて三叉神経末端から放出され、強力な血管拡張作用と、神経炎症を引き起こす作用があり、同時に発痛物質でもありますので、群発頭痛の発生機序の一つと考えられています。イミグランの皮下注射や純酸素吸入によって、カルシトニン遺伝子関連ペプチドの数値が正常レベルまで下がりますので、三叉神経血管が発作時に活性化されていることがわかります。この観点からみると群発頭痛と片頭痛は似たところがあり、一種の親戚のようなものといえそうですが、痛みの度合いが比較にならないほど違います。

三つ目の説は内頚動脈に原因を求める説です。内頚動脈は目の後ろを走っている太い血管で、この内頚動脈が炎症を起こしているのではないかと考えられているのです。群発頭痛発生時には縮瞳や流涙といった自律神経症状が起こりますが、縮瞳は内頚動脈が拡張することによって動脈周囲の交感神経繊維を阻害するために生じると推察できますし、流涙は内頚動脈周囲の炎症によって副交感神経が刺激されて発生すると考えられます。

以上、いろいろな説が提起されていますが、まだ原因はつかめていないのが現状です。

イミグラン皮下注射と点鼻液

初めてこのような激烈な痛みに襲われたら、気が動転してどうしてよいかわかりません し、救急車を呼んで救急病院へ駆け込むしか手がないのですが、そこで問題なのが頭痛に詳しい医師がいるかどうかです。また発作時間が十五分～三時間、平均すると四十五分というデータもありますので、病院へ到着してしばらくしたら激痛が消えているというケースもあり得ます。

いずれにしても救急車で運び込まれてくる重度の頭痛を訴える患者さんに対しては、くも膜下出血や一部の脳梗塞あるいは髄膜炎などの器質的疾患を疑うのが医師としては当然ですからＭＲＩの検査などを受けて器質的疾患に伴う頭痛ではないことを知るのがまず第一歩です。

そして器質的疾患はどこにもなく、それでも決まった時間に同じ頭痛が起こることが確認できたら、すかさず頭痛専門医のいる病院へ行ってください。頭痛専門医によって群発頭痛と診断が確定するまで、あちこちの病院を廻って八年もかかったというケースも報告されています。

私のクリニックでは群発頭痛と診断が確定している再診の患者さんが、今まさに急性期という状態で駆け込んできた場合にはイミグランの皮下注射をしています。この効果はとても大きく十〜十五分で痛みが治まる患者さんがほとんどです。そして自宅や仕事場などで発作が起きた時のためにはイミグランの点鼻液を処方しています。これは鼻の中にシュッと吹き入れると十五分ほどで効果が現れますのでほとんどの患者さんはこれで痛みから解放されます。それでも効き目が感じられない場合には間隔を二時間あけてもう一個使うことができます。

一日に使えるのはイミグラン点鼻液は、二個（二〇ミリグラムを二個＝四〇ミリグラム）までです。イミグラン点鼻液は群発頭痛への保険適用がありません。しかし多くの医師が患者さんの経済的負担を減らすために群発頭痛を片頭痛と読み替えることで保険適用を受けられるようにしています。

イミグラン点鼻液では効果が不十分という患者さんで、正しく在宅自己注射ができると判断すればイミグランの皮下注射（保険適用あり）を処方しています。在宅キットの皮下注射を処方する時はどこの病院でも必ずトレーニングを受けなければなりません。イミグラン皮下注射は一日二回の皮下投与が可能ですが、一回目の投与から少なくとも一時間以上の間隔をあけてください。

イミグラン点鼻液も皮下注射も禁忌事項や注意事項は第三章のそれぞれの薬剤の項を参照してください。守らなくてはならないことがいくつかあります。

イミグラン点鼻液と皮下注射、更に後述する予防薬投与にて、群発頭痛をコントロールできます。しかし二〜三割の患者さんはコントロール不能です。このような例には、二〇一八年度から在宅酸素療法（HOT）が保険適応になり、上記治療でコントロールできない場合には、積極的にHOTを勧めており有効性を認めております。

在宅酸素療法は、フェイスマスクを通して毎分七ℓを十〜十五分吸入することで拡張した血管を収縮させ痛みを和らげますので、市販されているスポーツ用酸素では全く効果はありません。出掛ける時には携帯用純酸素が便利ですが、一本には約五分程度の酸素しか入っていませんので、最低三本は必要になります。純酸素吸入法では吸入後、およそ五分で痛みが和らぐといわれています。

群発頭痛の予防

群発頭痛の予防にはまず自分の頭痛発作がどのような時期と時間に起こるかを知ることが大切です。発作は一～三年の周期で季節の変わり目に飲酒をした時に、片側の激痛発作で発症時期が確認される傾向があります。いつも同様の頭痛発作が出始めたら以下に紹介する予防薬を飲み始めてください。ちなみに市販されている鎮痛薬は群発頭痛の激烈な痛みには全く太刀打ちできません。

またかつてはカフェルゴット（現在は発売中止）やクリアミンA、クリアミンSなどのエルゴタミン製剤を使用するケースも多くありましたが、エルゴタミン製剤を服用すると発作が起こっても二十四時間以内は特効薬のトリプタン製剤を使用できませんので、これは避けた方がよいと私は考えています。

■カルシウム拮抗薬

カルシウム拮抗薬（ベラパミル＝ワソラン）は予防薬として一六〇～二四〇ミリグラム／日を定期的に服用することで発作回数を減らし、発作治療薬の量を減らすことができます。当院でもその有効性は実証されています。しかし、予防効果を示すものの心伝導遅延作用による徐脈や心不全の合併が問題となります。

そして急激な頭痛が襲ってきたらイミグラン点鼻液やイミグラン皮下注射、あるいは純酸素吸入によって発作を鎮めます。塩酸ロメリジン（ミグシス、テラナス）も、群発頭痛の予防薬として若干の予防効果があります。

■副腎皮質ホルモン

内頚動脈周囲の三叉神経の炎症を鎮める働きをします。当院においてもワソランが効果がなくてもこの薬剤で予防効果が認められる例があります。

■炭酸リチウム

炭酸リチウムは本来、躁病に用いる薬ですが慢性群発頭痛の予防に有効性があると報告されています。

群発期の飲酒は絶対に避ける。タバコも誘因物質

群発頭痛の患者さんには、大酒飲みでヘビースモーカーが多いといわれています。アルコールが群発頭痛の直接の原因ではありませんが、群発期にお酒を飲むと約四十分〜一時間後に必ず発作を起こします。アルコールが群発頭痛を誘発するのです。群発期は少量の

アルコールでも必ず発作が起こります。この期間は禁酒が原則です。
タバコも鼻孔の奥にある神経節を刺激して群発頭痛の誘因となります。避けましょう。

登山、飛行機も要注意

空気の薄い所へ行くと血管が拡張して群発頭痛が発生しやすくなることが知られています。群発期に山に登ろうとする人は少ないでしょうが、それでも仲間との以前からの約束で登山が予定されている場合、群発頭痛の発生期であると理由を話して控えた方がいいかもしれません。

また飛行機に乗ると群発頭痛が起きてしまうという人もかなりおられます。これは気圧の変化や体内時計の調節を担う物質（メラトニン）の影響と考えられています。医師に相談して、離陸時間と飛行時間から何時に予防薬を飲めばよいか割り出して服用してください。イミグラン点鼻液や自己注射キットを準備しておくのもよいでしょう。

海外へイミグランの自己注射キットを持参する際には英文の患者携帯用診断書を主治医から出してもらい、注射キットを持って行くことができます。

血管拡張薬（ニトログリセリン）も群発頭痛の誘因物質

狭心症の治療薬（ニトログリセリン）は群発頭痛を誘発することが知られています。群発頭痛を抱えた人が狭心症になることも、逆に狭心症の持病がある人が新たに群発頭痛を発症した場合も、どちらのケースも患者さんにとっては二重三重に苦しいことです。いずれにしてもニトログリセリンは欠かせませんから、群発頭痛にどのように対処すればいいのか、主治医に必ず相談してください。

さまざまな群発頭痛

三叉神経痛が並存する群発頭痛（群発性―チック〔三叉神経痛〕症候群）

群発頭痛は三叉神経痛と間違えられることがあるとすでに記しましたが、実際に群発頭痛と三叉神経痛の両方を発症している患者さんがおられるケースも報告されています。このような患者さんは群発頭痛の治療と三叉神経痛の治療を同時に進めていかなければ頭痛を消失させることはできません。両方とも激しい痛みを伴いますので、一刻も早く専門医の診察を受けてください。

反復性群発頭痛

群発頭痛発作が七日～一年間続く群発期があり、群発期と群発期の間には一ヵ月以上の寛解期があり、この寛解期をはさんで七日～一年間続く群発期が二回以上あるものをいいます。

慢性群発頭痛

群発頭痛発作が一年間を超えて発現し、寛解期がないか、寛解期があっても一ヵ月未満のものをいいます。

群発頭痛の近縁疾患

発作性片側頭痛

痛みと関連症状は群発頭痛に類似した特徴を持っていますが、群発頭痛よりも発作時間が短く（二～三十分）、発作頻度が高いものを言います。男性よりも女性に患者さんが多いのも発作性片側頭痛の特質です。治療にはインドメタシンが絶対的な効果を示します。
結膜充血および流涙を伴う短時間持続性片側神経痛様頭痛発作（ＳＵＮＣＴ）
一側性の痛みからなる短期持続性（五秒～四分）の発作が特徴です。発作は他の群発頭痛近縁疾患よりはるかに短いのですが、一日に二～三百回も生じることが報告されています。流涙と同側眼の充血を伴うことが極めて多く、流涙と結膜充血のいずれか一つのみの症状が認められる場合も、これ以外の鼻閉、鼻漏、眼瞼浮腫などの頭部自律神経症状が見られる場合もあります。そして三叉神経痛が併存する患者さんもあることがわかっています。
この疾患の困ったところは、群発頭痛に有効な治療法も三叉神経痛に有効な治療法もまったく効果がないということです。症状そのものは群発頭痛や三叉神経痛に比べて穏やかですが、効果的な治療法がないのは深刻な問題です。スマトリプタン（皮下注射・点鼻液）、エルゴタミン製剤、抗けいれん剤、非ステロイド系鎮痛剤、純酸素吸入、どれもが有効打となりません。最近、ある程度効果のある薬剤の組み合わせも報告されていますが、一刻も早い研究成果が待たれます。

三叉神経・自律神経性頭痛の疑い

三叉神経・自律神経性頭痛のサブタイプと考えられる頭痛ですが、各診断基準の内、一つだけ満たさない頭痛も診断名として挙げられるようになりました。たとえば「群発頭痛の疑い」「発作性片頭痛の疑い」「結膜充血および流涙を伴う短時間持続性片側神経痛様頭痛（ＳＵＮＣＴ）の疑い」があります。

群発頭痛とその近縁疾患はいずれも激しい痛みを伴うため、患者さんのＱＯＬの阻害は著しいものがあります。診断が確定するまでに何ヵ所もの病院を廻らなければならなかったというケースも多々あり、頭痛専門医の圧倒的な不足が痛感されます。日本頭痛学会のホームページでご自宅の近くに認定頭痛専門医がいるかどうか確認していただき、認定頭痛専門医がいない場合は他の検索サイトで頭痛に詳しい医師を探してください。

特殊なタイプの片頭痛

片頭痛と群発頭痛にトリプタン製剤は特効薬と紹介してきましたが、例外もあることに触れておかなくてはなりません。第三章中の「トリプタン製剤の特徴と服用の注意点」の項で、「トリプタン製剤を使ってはいけない人」として、「家族性片麻痺性片頭痛」「孤発性片麻痺性片頭痛」「脳底型片頭痛」「眼筋麻痺性片頭痛」「網膜片頭痛」を挙げています。

これらの片頭痛は非常に特殊なタイプで、中枢神経疾患の除外診断が難しい病型の片頭痛で特殊型片頭痛と呼ばれています。これらの特殊型片頭痛は虚血が関与していると考えられることから、血管収縮作用のあるトリプタン製剤やエルゴタミン製剤は避けるべきとされています。これらの特殊型片頭痛にはカルシウム拮抗剤の塩酸ロメリジン（製品名／テラナスやミグシス）やβ遮断薬、抗てんかん薬、抗うつ薬を用いて治療します。また発作性片側頭痛の有効薬はインドメタシンと紹介しましたようにトリプタン製剤は用いませんし、ＳＵＮＣＴ症候群の場合、群発頭痛、三叉神経痛に通常有効な薬剤がすべて無効です。片頭痛にも約一割、ノンレスポンダーといって、効きが悪い方がおられます。こういう場合は予防薬を使ったり工夫をして必ず痛みを取り除いてあげる治療を実践しています。

第五章　緊張型頭痛

緊張型頭痛はこれまで「緊張性頭痛」「筋収縮性頭痛」「精神筋原性頭痛」「ストレス頭痛」「通常頭痛」「本態性頭痛」「突発性頭痛」「心因性頭痛」「肩凝り頭痛」「筋緊張性頭痛」等々と、さまざまな呼び方がされてきましたが、『国際頭痛分類』では第一版から「緊張型頭痛」としています。患者さんにとってわかりやすいということで「ストレス頭痛」や「肩凝り頭痛」と名称が医療現場で今も使われているのだと思いますが、「緊張型頭痛」が今日では正式名称である、とまずご理解ください。

慢性頭痛の中で最も多いとされるのが緊張型頭痛で、さまざまな調査で生涯有病率は三〇～七八パーセントといわれ、一次性頭痛の中で罹患率が一番高いと考えられています。ただし、前述のように頭痛専門医が診察すると、緊張型頭痛よりも片頭痛の患者さんの方が多いというのが実態です。緊張型頭痛は頭全体が締め付けられるように痛み、肩凝りや目まい、全身倦怠症状を伴い、成人では約五人に一人がこの頭痛に悩まされているにもかかわらず、どの分野の頭痛よりも研究が遅れている疾患です。ここにも「たかが頭痛」と長年軽視されてきた弊害が現れているといえましょう。ちなみに図2に示しましたように当院の頭痛患者三万一千四百三十一例中緊張型頭痛は八千五百二十一例で、全体の二七パーセントを占めていました。

緊張型頭痛発症のメカニズムはまだはっきりとはわかっていません。かつては心因性のものと考えられていましたが、末梢性要因として筋の緊張が高まって痛みに対して敏感になっていることや、中枢性要因として筋肉をリラックスさせる力が弱く、かつ痛みを感じやすくなっているためではないかと考えられています。また重い症状をもたらす慢性緊張型頭痛に関しては神経生物学的病態に伴う異常を示唆する多くの研究が発表され、脳の筋肉の緊張コントロールや痛みを感じる脳内システムの異常が関係しているのではないかと捉えられるようになってきました。

頭全体が締め付けられるような痛み

緊張型頭痛の特徴を端的に表わすとしたら、「頭全体がギュッと締め付けられるような痛み」という表現になります。軽度から中程度の痛みの場合は、片頭痛や群発頭痛のように日常生活に支障をきたすことはありません。また片頭痛では光や音、そして臭いに敏感になり、悪心や嘔吐があり、動くと痛みが増強し、就学、就労や家事に支障をきたすということがありましたが、緊張型頭痛ではこのようなことはなく（光や音過敏はあっても一つ）、運動して身体を動かすことで楽になります。片頭痛では冷やすことをおすすめしましたが、緊張型頭痛では運動をしたり入浴をして温めることが大切です。

ここで、少しだけ診察室の様子をご紹介しましょう。

私は初診の患者さんには必ず「ちょっと肩凝りはどうかな」と言って、患者さんの後ろに回り短い時間ですが肩や首を揉んでいます。これは緊張型頭痛を訴える患者さんだけでなく、うつ症状で来院される患者さんも片頭痛の患者さんもすべてです。延べにすれば十万人以上の肩や首を揉んでいますが、これはただ漫然と、揉んでいるのでも、おもねるためでもありません。

この患者さんがどのような人生を送っておられるのか、何をストレスとして抱えておられるのかを知るため、そして確実な診断をするためです。肩に力が入っていかり肩になっているのがわかると、「あなた、肩に力が入っていますよ。何かストレスがありますか」と聞くと、「実は、夫が……」「職場で……」「子どものことで……」というように心に圧し掛かっていることを話していただけます。そして「何かストレスがあるから肩が凝るんですよ。もっと肩の力を抜いて楽にしましょう」と話しながら、患者さんが「頭全体が締め付けられるんです」との訴えをもとに、国際頭痛分類（第二・三版）の診断基準を確認して「緊張型頭痛ですね」と診断しています。

ここで緊張型頭痛の患者さんには次ページの図3のようなイラストを見てもらいます。肩凝りに関与する筋肉の主なものは、後頚部にあります。僧帽筋と肩甲挙筋です。これが肩凝りと首凝りの原因筋です。

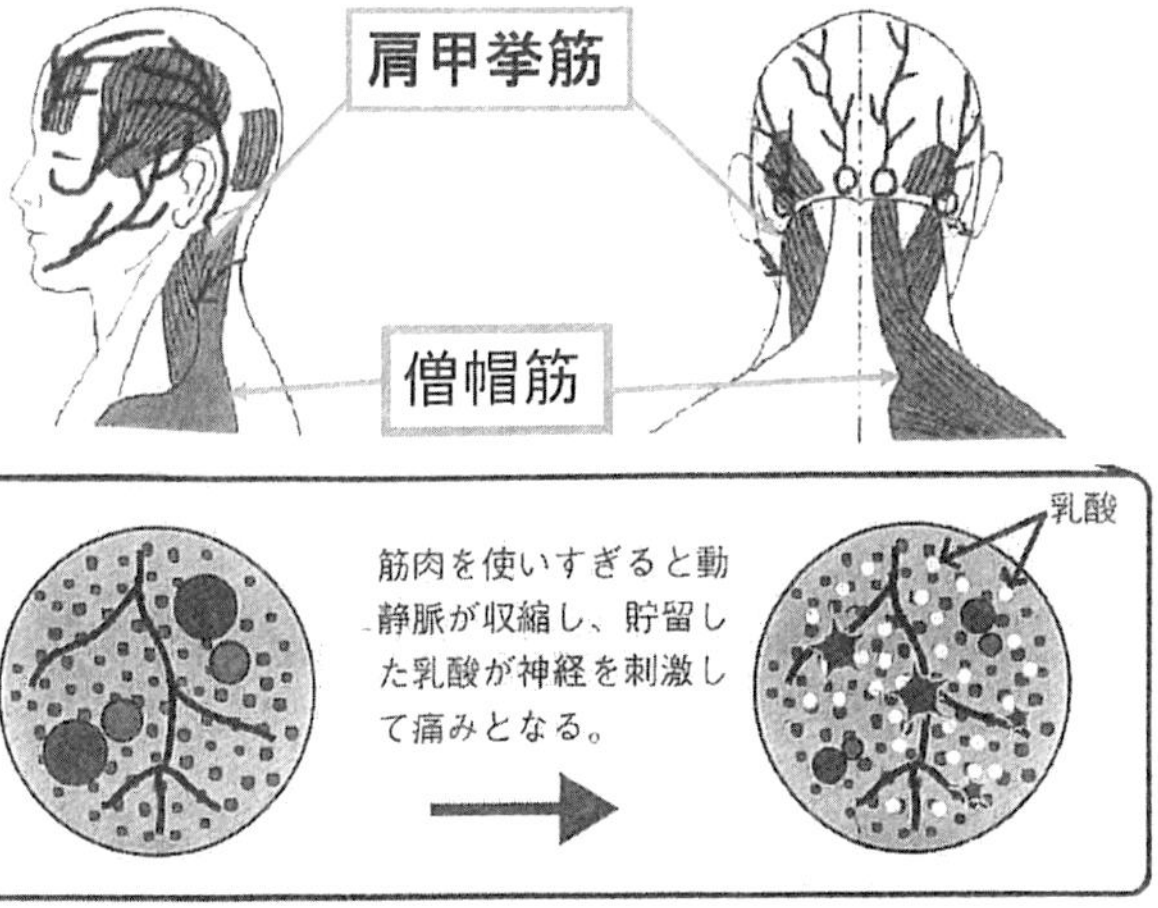

(図 3) 緊張型頭痛のメカニズム

従来、いろいろな筋肉が列挙されていますが、私の二十万人の触診の結果は、この二つの筋肉に集約されます。これらの筋肉を押さえて圧痛の有無を確認し、イラストのようにその痛みの原因を説明しています。凝った筋肉は血管が縮んで乳酸が溜まっているわけです。「たとえば上腕の筋肉は触ると柔らかいでしょ、こちらは言ってみれば新鮮な刺身で、頚部の硬くなっている筋肉は毛細血管が三車線が一車線規制になり、結果的に筋肉内の血液量が減って硬くなる。いわゆる干物なわけです。この部位を押さえると乳酸が神経を刺激し、筋肉痛を自覚するわけです」とお話すると、自分の筋肉の状態を「ああ、そうなのか」と頭の中でイメージしてもらえ、「じゃあ、どうしたらいいんですか」と質問してこられます。そこで「押さえることで痛みの筋肉内の血管の車線規制を解除して、血流がよくなり、溜まった乳酸が流れ出すと筋肉はまた柔らかくなります」と説明し、自分でできるマッサージを指導します。

このように頭の中で凝っている部分の状態をイメージしてもらい、自己マッサージの指導を行ないます。「薬は飲まなくていいんですか」と患者さんは聞かれますので、「朝昼晩、十五秒ずつ計四十五秒このマッサージを続けてください。そうすれば必ずよくなります」といいますと、「じゃあ、頑張ってマッサージをやってみます」と満足して帰られます。必要な薬は勿論出しますが、不要な薬は出す必要がないのです。緊張型頭痛の九割の患者さんは処方薬なしでお帰りになります。

頭頚部の三つの姿勢から分類する

二〇〇八年の日本頭痛学会誌に「緊張型頭痛の成因について—頭頚部の姿勢からの分類の試み—」と題する私の論文が掲載されています（35:19-23, 2008）。それをもとに人の姿勢が緊張型頭痛をいかに生んでいるのか、考えてみましょう。

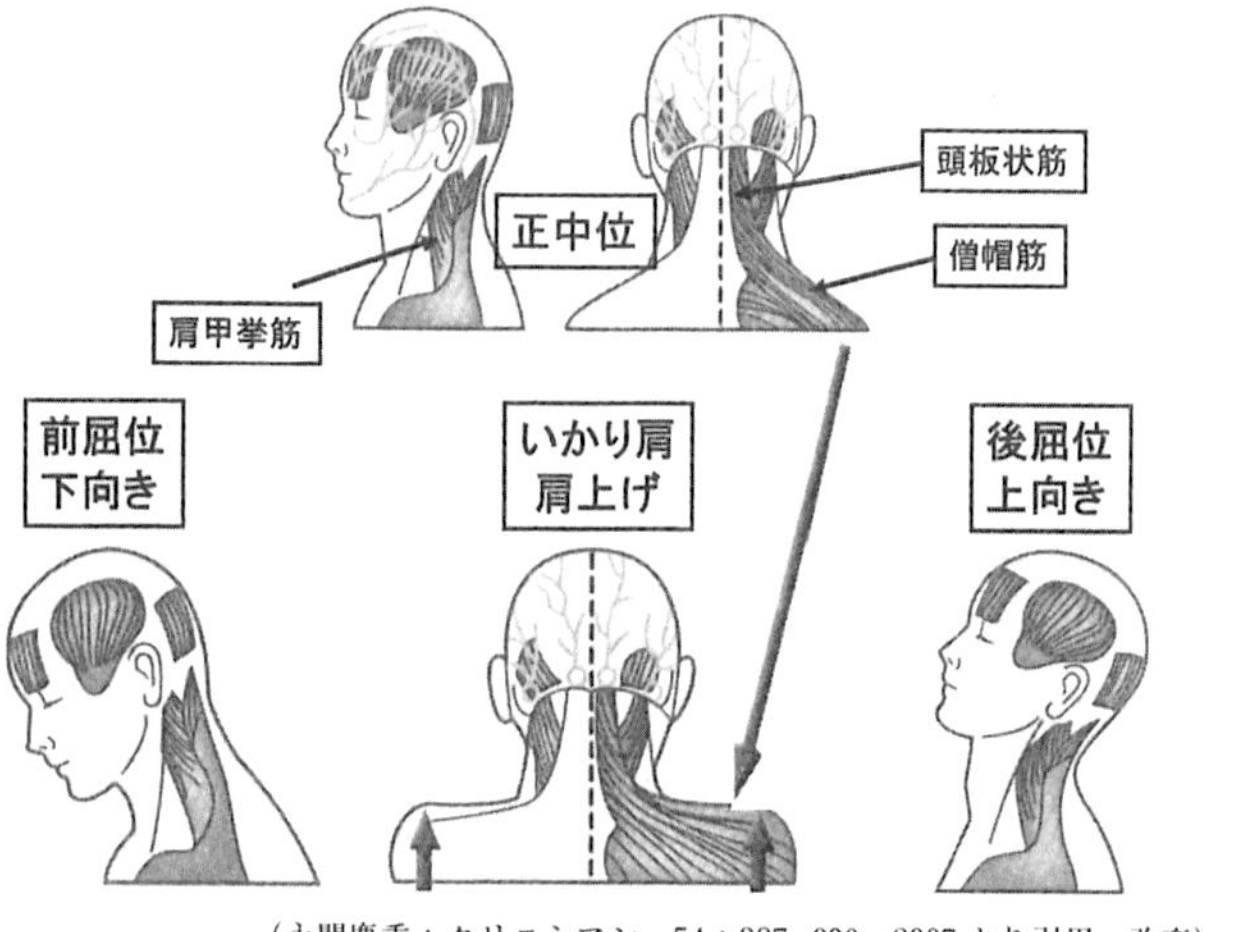

（永関慶重：クリニシアン　54：987−990．2007より引用，改変）

（図4）頭頚部の姿勢による3様の分類と後頚部筋肉群への影響

人間の頭の重さは三〜四kgありますが、（図4）の上段のように正中位であれば頭部は頚椎に支えられて僧帽筋、頭板状筋、肩甲挙筋を含む後頚部筋肉群に緊張はありません。しかし下段の下向き（前屈位）、肩上げ（いかり肩）、上向き（後屈位）のような姿勢になると、どの場合も後頚部筋肉群は必然的に緊張状態になります。私が「すべての患者さんの肩を揉んでいる」と先に記したのは、以下の三項目の詳細と緊張型頭痛との関連性を臨床の場で研究するためでもあるのです。

その三項目とは、一、凝りや圧痛がある部位、二、それをもたらした作業あるいはストレス、三、病前の頭頚部の位置であります。私のクリニックには緊張型頭痛の患者さん八千五百二十一人のデータをすべて蓄積しています。これは診察をしながら電子カルテにペンタブレットで圧痛部位を書き込み、三段階評価をしているもので、作業やストレス、頭頚部の位置とともにデータ化してありますので頭痛との関連性が的確につかめるように工夫しています。データの集積が進むに連れてますます診察精度を上げ、個々の患者さんもなぜ自分に頭痛が発生したかの起因となる動作や心理的ストレス面から理解できますので大変喜ばれています。

では具体的に三つの姿勢がそれぞれ起因となった緊張型頭痛の代表例を挙げてみましょ

う。いずれの患者さんも頭痛歴がなく、悪心や嘔吐もなく、日常生活に支障をきたしておらず、帯状疱疹の罹患もなく、また頭部ＭＲＩによる器質的異常も認められませんでした。これらの情報は『国際頭痛分類第二・三版』の片頭痛などを否定するために必要です。

○症例一　下向き（前屈位）頭痛の代表例

六十三歳女性両側頭部の締め付け感、頭重感を主訴に受診

現病歴は、受診十日前から桃の箱詰めのパートを朝から夕方まで行なっておられました。四〜五日前から後頚部や肩の凝りを感じ、二日前に作業は終わったものの肩凝りは続き、軽から中等度の頭全体の締め付け感と頭重感を自覚して受診されました。神経学的な異常はありませんでしたが、両側後頚部筋肉群に圧痛が中等度認められました。以上より症例一の頭痛診断は、下向きの作業による緊張型頭痛となりました。後頚部筋肉群のマッサージや体操を指導し、その後二日で改善しました。この症例を『国際頭痛分類第二版』に当てはめると「稀発反復性緊張型頭痛」となりますが、反復するかどうかは今後の経過観察が必要です。

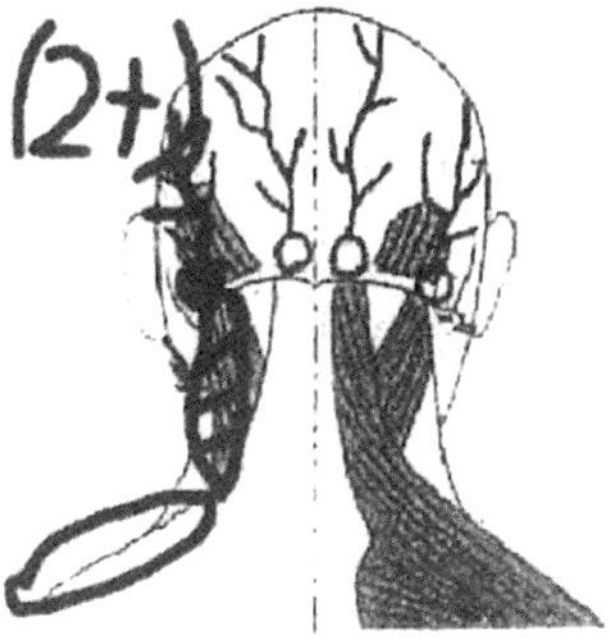

（図5）

○症例二　肩上げ（いかり肩）頭痛・ストレス性頭痛の代表例

七十六歳男性頭痛と頭重感を主訴に受診

現病歴では、一年前から長男の会社が傾きかけてストレス状態となり、時々、左側頭部痛を自覚することはあったものの、一週間くらい持続して自然に寛解しており、このような頭痛が何回かあったそうです。今回の頭痛は、最近息子さんの会社が倒産寸前となったことから、五年前から以前と同様な左側頭頂部に締め付け感を感じ、また時々瞬間的なズキズキンとする軽度の神経痛様の痛みを伴うこともありました。診察してみると神経学的な異常はありませんでしたが、左僧帽筋から左頚部の圧痛が認められ、さらに左小後頭神経の出口の圧痛を中等度認めました。「2＋」と書き込んである（図5）は、この患者さんの電子カルテに記入した筋肉への圧痛の部位です。

この症例はストレスからのいかり肩状態が左側により強く生じ、左後頚部筋肉群の凝りから左側頭・頭頂部の締め付け感を引き起こし、左後頭神経痛を合併したものと考えられました。『国際頭痛分類第二版』によると、「頭蓋周囲の圧痛を伴う頻発反復性緊張型頭痛」となります。頚部へのマッサージ法を教え、ストレスを受け入れるように指示しました。今後、慢性型に移行する可能性がありますので、注意が必要な患者さんです。

○症例三　上向き（後屈位）頭痛の代表例
五十四歳女性　頭が締め付けられる感じと頭重感を主訴に受診
受診四日前からブドウの受粉作業で、毎日、朝から夕方まで両手を挙げた姿勢で上向き作業をしておられたそうです。受診前日から肩凝りが強くなり、頭が重く頭全体が締め付けられるような感じになってきたということで来院されました。神経学的な異常はなく、両側後頸部筋肉群の圧痛を認めました。この頭痛は、当院受診後仕事を辞めたところ、三日後には症状が改善しました。今後の経過観察が必要ですが、『国際頭痛分類第二版』では「稀発反復性緊張型頭痛」となります。

下向き姿勢の緊張型頭痛と肩上げ状態の緊張型頭痛

日々の診察から集まったデータを元に緊張型頭痛を作業やストレスと連動する頭頸部の位置をみてみましょう。

下向き（前屈位）姿勢

下向きの姿勢は、たとえば草むしり、草刈、調理、貴金属加工、内職、検品、設計、木工、ＩＴ産業、袋詰め、入力業務といった作業や、手芸、ちぎり絵、ビーズ、書道、パッチワーク、読書、絵手紙等々の趣味や、冠婚葬祭に伴う招待状や御礼状書き、年賀状書きなどが緊張型頭痛を引き起こす因子となっていました。それと高すぎる枕も前屈姿勢をとらせますので、緊張型頭痛の要因になります。これら下向き姿勢がもたらす緊張型頭痛は全体の約四〇パーセントを占めました。

肩上げ（いかり肩）姿勢

患者さんの肩を揉んでみていかり肩になっている場合は、まず心理的ストレスになるような出来事がなかったかを確認します。

人の身体は不思議なもので、精神状態を実に如実に反映するものなのです。ストレス過剰状態や不安やうつ気分、妄想といった時には必然的に肩に力が入り肩上げ＝いかり肩になります。心理的ストレス以外でも肩上げは起こります。たとえば理容師、美容師、ショルダーバッグ、登山のリュック、長距離運転、持ち上げ（ビールケースや重い荷物）、おんぶや抱っこ、寒冷ストレス・冷気ストレス（クーラー、扇風機の風）、楽器鍊習（ハープ、フルート、ヴァイオリンなど）、油絵（キャンバス）、パチンコ、レジ作業、お盆・正月明け（準備と来客で数日間緊張が続く）等々です。

この肩上げからくる緊張型頭痛は全体の四二パーセントと、最も大きな比率を占めました。

上向き後屈位姿勢

上向き姿勢は、電気工事や壁や天井のクロス貼り、ハウスクリーニング、剪定、果実の受粉・摘果・収穫、上向きモニター監視等々といった作業です。頭郎を後屈させ、両手を挙げる作業を長時間行なうと後頚部筋肉群の筋緊張を引き起こします。低すぎる枕もこの分類に入ります。全体に占めた割合は五パーセントでした。

それぞれの作業内容や日常生活の何気ないこと、そして趣味などの項目から、「ああ、そうだ、私の頭痛の原因もこれだ」と思われた方も多いのではありませんか。いずれの姿勢も後頚部筋肉群に筋性のストレスがかかることから、ストレス軽減、睡眠不足、肩の力が抜けるような体操やリラクゼーションを怠ると、筋肉疲労になってしまいます。疲労回復よりも筋肉疲労が蓄積傾向に働く結果、筋肉内の乳酸やピルビン酸などの発痛物質が貯留し、末梢循環障害をきたし、筋緊張と筋肉痛を引き起こすのです。これによって首筋から肩の筋緊張（肩凝り）状態となり、これが頭蓋骨周囲を取り巻く筋肉の収縮を引き起こし、頭が締め付けられるような頭重感になるのです。また僧帽筋、頭板状筋、肩甲挙筋、胸鎖乳突筋の付着部から大小後頭神経が頭蓋表面に出て頭皮の痛覚や触覚を支配していますが、これらの筋肉群の発痛物質が後頭神経を刺激して、瞬間的なズキズキとする痛みを引き起こすこともあります。

なお、原因が何に起因するのかわからない緊張型頭痛が一三パーセントありました。

慢性緊張型頭痛の原因

慢性緊張型頭痛は反復性緊張型頭痛から進展した疾患で、数分から数日間持続する頭痛が連日または頻繁に起こります。痛みは一般に両側性で圧迫感と締め付け感があり、強さは軽度から中等度で、日常的な動作で増悪することはありません。軽度の悪心、光過敏、音過敏を伴うことがあります。

慢性緊張型頭痛の病態は稀発型や頻発型の病態生理と異なり、心理社会的ストレス、不安やうつなどの精神的要素の関与よりも中枢性要素（感作）の関与が注目されています。

中枢感作という言葉はあまりなじみのないものだと思いますが、脳の中枢の痛みの感度が異常に増大することをいいます。これによれば筋膜由来の末梢からの求心性刺激の増大は、痛み物質の放出を促進し、さらに末梢感覚入力の興奮と感作をきたすといわれています。これから末梢感覚入力の侵害受容の増加が中枢感覚過敏に関与するのではと考えられています。

今回の私のクリニックでの頭頚部の姿勢からの分類が、慢性緊張型頭痛の病態生理を説明し得るかどうかは今後の課題ですが、後頚部筋肉群の伸展によって求心性刺激が増大したり、肩上げの状態では筋肉の過剰収縮から筋膜の侵害受容の増大をきたし得ると考えています。

今後も日々、診察の中でデータを集積しながらこの問題を考えていきたいと思っています。(この項の参考文献／平田幸一『緊張型頭痛の病態と治療』「特集　頭痛診療の進歩と課題」日医雑誌 136:2191-2195, 2008)

緊張型頭痛への対処法

これまで述べてきましたように、緊張型頭痛は後頚部筋肉群の筋肉疲労からの症状と考えられ、筋肉疲労を改善することが最も大切なことです。そのためには同じ姿勢を長時間とらないこと、そして肩や首を凝らせないよう正中位―顎を引き、口を軽く結び、肩の力を抜き、背筋と腰を伸ばし、お腹を少し前に出す―の正しい姿勢を心がけましょう。

仕事の場合、同じ姿勢を長時間続けないというのは難しいことですが、わずか一分でもいいのです。デスクワークに従事している人は椅子の背に背中を当ててグーッと反らしたり、首と肩を回したり、肩を上げ下げしてみましょう。

お手洗いに立つ時に廊下を歩きながら姿勢をほぐす体操をすることも可能です。これを日に何度も行なうよう心がけると、肩凝りや頭痛は随分楽になります。肩上げ（いかり肩）状態の人も上向き姿勢の人も、仕事の手をちょっとだけ休めて肩や首、腰を伸ばしたり回して凝りをほぐしてください。そして趣味はほどほどに、ということです。

どの姿勢から起こった緊張型頭痛も姿勢をほぐす体操、肩や首のマッサージ、頚部を温める、十分な水分摂取、睡眠、入浴、休息などのリラクゼーション等々のさまざまな相互補完的治療によって後頚部の筋肉の凝りが緩和され、鉢巻をきつく巻かれたような締め付け感は改善します。

一般的には頭痛や頭重感が強くなると、鎮痛薬や非ステロイド系解熱鎮痛薬が効果的です。しかし、私のクリニックではこの章の最初で触れたように、緊張型頭痛の患者さんの九割が私の指導したマッサージや体操で頑張ってみると、処方薬なしで満足してお帰りになります。

それは患者さんの頭痛が起こったメカニズムを肩を揉むことと問診で解明し、凝った頭頸部はどのような状態になっているのかイラストでお見せしてご自分の頭頸部の状態を理解していただき、改善するにはどのようにすればよいかをお教えしているからだと自負しています。「あの病院は薬を出さないから駄目だ」とはまだ一度も言われていないと思っています。

また、いたずらに鎖痛薬を処方しますと薬物乱用頭痛を創出することもあります。内服しないで自己管理で治療効果が上がるのが緊張型頭痛です。

薬剤の使用過多による頭痛（薬物乱用頭痛）―頭痛薬への依存から自立へ―

この頭痛は、おそらく頭痛専門医がもっともてこずる難治性頭痛のひとつです。頭痛は、従来から、テレビコマーシャルで「頭痛に○○」「痛くなったらすぐ○○」などのように、「頭痛イコール鎮痛薬」が、一人歩きしていて、かかりつけ医も、頭痛が何で起こっているのかは頓着せずに、頭痛だから鎮痛薬を処方しますよという治療であった。脳神経外科医も、頭のCTやMRIで異常がないので、怖い頭痛ではないので、おそらく肩こりでしょう。鎮痛薬と筋肉をほぐす薬を出しますよという治療でした。このような頭痛の中に片頭痛が慢性化して、肩こり頭痛もどきの頭痛になり、鎮痛薬をひたすら飲み続ける患者さんがあとを絶ちません。

二〇〇六年に発刊された国際頭痛分類（第二版）に、薬物乱用頭痛が初めて取り上げられ、以降、二〇一四年には第3β版が発刊され、この薬物乱用頭痛は、その名の通り患者さんの心象を害することもあり、薬剤の使用過多による頭痛と改名されました。さらにこの国際分類は、二〇一八年に第三版に改訂され現在に至っております。その内容は、ひとつ以上の市販の鎮痛薬や処方鎮痛薬、片頭痛頓挫薬（トリプタン）や麻薬性鎮痛薬（オピオイド）等を、三か月を超えて月に十～十五日以上定期的に内服していると定義されています。要するに、頭痛を自覚すると上記薬剤を当たり前のように経口し、それが三か月以上やめられない状態になります。これは、脳という臓器は、他の臓器と比べ、パチンコ、ゲーム、インターネット、ギャンブル、アルコール、タバコ、麻薬、性交渉さらには買い物に至るまで、本人にとっては気持ちがよくなる、気分が楽になる、楽しくなるなど、欲望が満たされると心地よく感じる臓器であります。そのため、頭痛をとりたい一心で鎮痛薬などを内服して、頭痛がよくなる?感触がやめられなくなり、上記薬剤にはまっていく病態です。鎮痛薬などが切れると、脳はもっと欲しいと要求してきます。要するに、脳がおねだりをしてきます。このため、おねだりに負けて内服を繰り返していくことが、脳に鎮痛薬などに依存性が生じる要因になります。上記のような数々の欲望にまけて、依存症は世界的にも人生の問題になり、本人のみならず家族まで巻き添えにして、それぞれの人生に大きな影を落とします。薬物乱用頭痛は、そこまではありません。それは、薬剤の特徴から、頭痛をとりたい一心で内服しているだけですので、その不安からの精神的依存であるため、本人が十分断ち切れるものであることを患者さんに伝えております。

図1に示したように、当院の開院以来十六年半の頭痛患者数は、三万一千四百三十一例ですが、そのうち、図2のように二次性頭痛のうち、最も多かったのは薬物乱用頭痛であり、その数は二千四三百〇八例でした。片頭痛の項で既述しましたように、片頭痛は、中等

度から重度の頭痛であり、就学、家事や就労に支障をきたし、悪心や嘔吐も伴うため、患者さんは今日頭痛があると嫌だな、仕事や生活に支障をきたすのが嫌なので、ちょっと頭痛が自覚されると、ひどくならないうちに今のうちに飲んでおこうと、前倒しで内服する癖がついてしまいます。それがひいては、一か月に十日以上内服するようになり、患者さんによっては、二十年以上若いころから飲み続け一日に鎮痛薬を五〜六回内服していたケースもあります。さらには、片頭痛は遺伝的素因が大きいため、母親が頭痛持ちの場合、特に女のお子さんの場合に頭痛を訴えると、母親はわがことのように辛い頭痛から早く解放させたいと、鎮痛薬を安易に飲ませてしまうケースも多数います。このような症例は、小学校・中学校も当たり前のように鎮痛薬を飲み続け、あちこち受診しても頭痛が治らずに、当院を受診されます。このように、親御さんが、子供の薬剤への依存性を作ってしまう例もあります。

片頭痛は辛く吐いたりする頭痛ですので、それをイメージして不安が先行してしまいます。薬物乱用頭痛は、脳のおねだり頭痛ですので、そこから脱却するためには、本人がその不安を断ち切るために軽微な頭痛を内服しないで我慢すると、二週から三か月で頭痛は改善することを伝えます。それを何回か我慢することで、予期していた頭痛から解放され、本人もすごく楽になったと元気になられます。要するに、鎮痛薬を無駄に内服しないことで、頭痛からの解放と自分の精神的成長にもつながっていきます。これが、薬剤への「依存から自立」であります。本著のタイトルの主旨は、この薬物乱用頭痛にも大きくかかわっております。

頭痛を見るために頭痛グラフを考案

外来診察では、患者さんの日頃の頭痛の実状を把握するために、問診だけでは、日々の頭痛の程度や頻度などを事細かに時間を割いて確認しても、十分把握できません。診察中に患者さんの頭痛が一目で確認できる方法がないかと思案しておりました。そこで、二〇一一年に日本頭痛学会誌に「頭痛グラフ」を考案し、その有効性について論文を報告しました。（Visual analogue scale を用いた頭痛の連続的定量的評価法　―「頭痛グラフ」の有用性―（第一報）　日本頭痛学会誌　37:303-309, 2011）。従来は、「頭痛ダイアリー」を患者さんに記録していただきましたが、図６の上段に示したように、一日朝昼晩の三回、頭痛の強度を＋、＋＋、＋＋＋の三段階で記入していただきました。しかし、頭痛の評価が三段階の定性的かつ断片的な記入方式のため、頭痛を線でなく点で捉える難点がありました。そこで、図6の下段に示しましたが、これらの欠点を補正してVisual analogue scale(VAS)を用いて「頭痛グラフ」を開発しました。Ａ4用紙の横置きで、横軸は時間軸、縦軸は頭痛の強度として、一六日ずつの上下二段として五時間おきに自覚される頭痛の強度を十段階で記入する方式です。その結果、図6下段のような、折れ線グラフとして、頭痛の経過が一目瞭然となり、医師と患者さん双方で、頭痛の共有ができるようになりました。これにより、頭痛の連続的かつ定量的視覚化に成功しました。

図7と8には、二十九歳女性の頭痛グラフを、治療開始から二カ月間の結果を示しました。もともと月経の前・最中・後に、頭痛発作があり、拍動性、寝込むほどで日常生活に支障をきたすも、我慢して仕事はやっていました。受診三週間前から連日性の頭痛が持続し、さらに強い頭痛が頻回に自覚され、当院を受診しました。問診では、一カ月前から仕事が多忙になり疲労感と起床時の頭痛を自覚し受診されました。頭部ＭＲＩに異常がなく、国際頭痛分類から片頭痛と連日性頭痛と診断しました。頭痛グラフを渡して記入してもらいました。図7のように、当初疲労感があり、朝から頭痛を訴えているため、抗うつ薬（ＳＳ

ＲＩ）を投与するも、頭痛グラフのレベル五～八までの頭痛が一週間続いて改善しないため、八日目に再受診しました。先鋭の頭痛が頻発しており、片頭痛の予防薬の一つである、バルプロ酸を追加したところ、翌日からレベル五の頭痛が著明に改善し、その後は、レベル四～五のスパイク様の頭痛が数日で改善しました。その後は、頭痛がゼロベースになり、レベル二～四の頭痛が半月で四回のみに改善しました。二カ月目のグラフでは、月経の前・最中、後に片頭痛がありましたが、治療当初から比べると明らかに改善しているのがわかります。このように、頭痛グラフは、医療者と患者さん本人との頭痛情報を共有でき、きわめて有益であると思います。当院では、この頭痛グラフを臨床応用してから、正確な頭痛と的確な治療への有益なツールになり、患者さんの治療効果があがることで、満足度が高くなると確信しています。

本頭痛グラフは、当院のホームページ（http://www.zutsu-clinic.com）からダウンロードが可能です。

図6

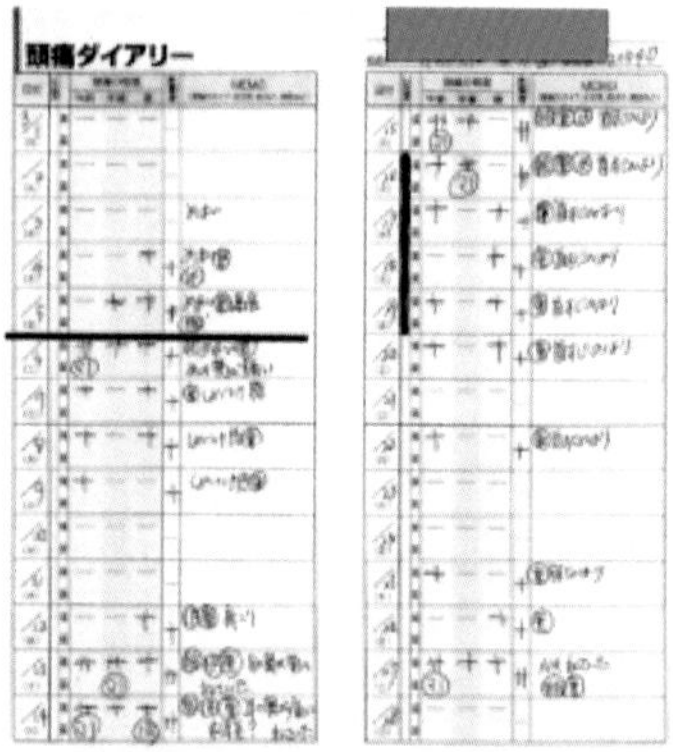

「頭痛ダイアリー」

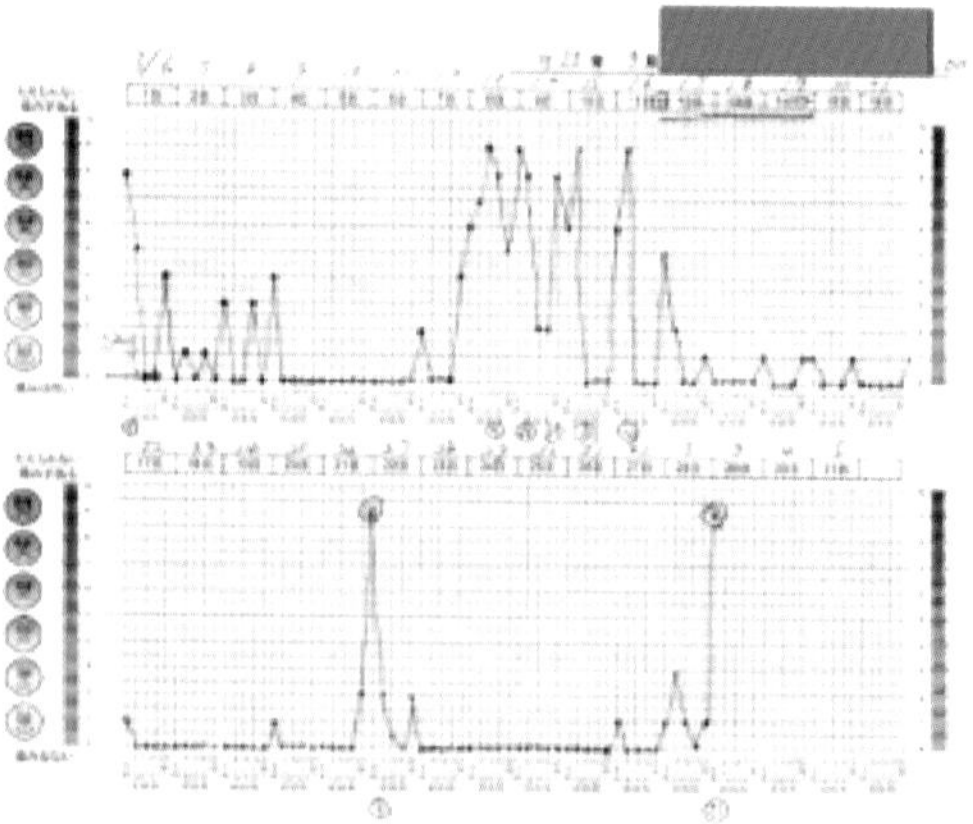

「頭痛グラフ」

図7

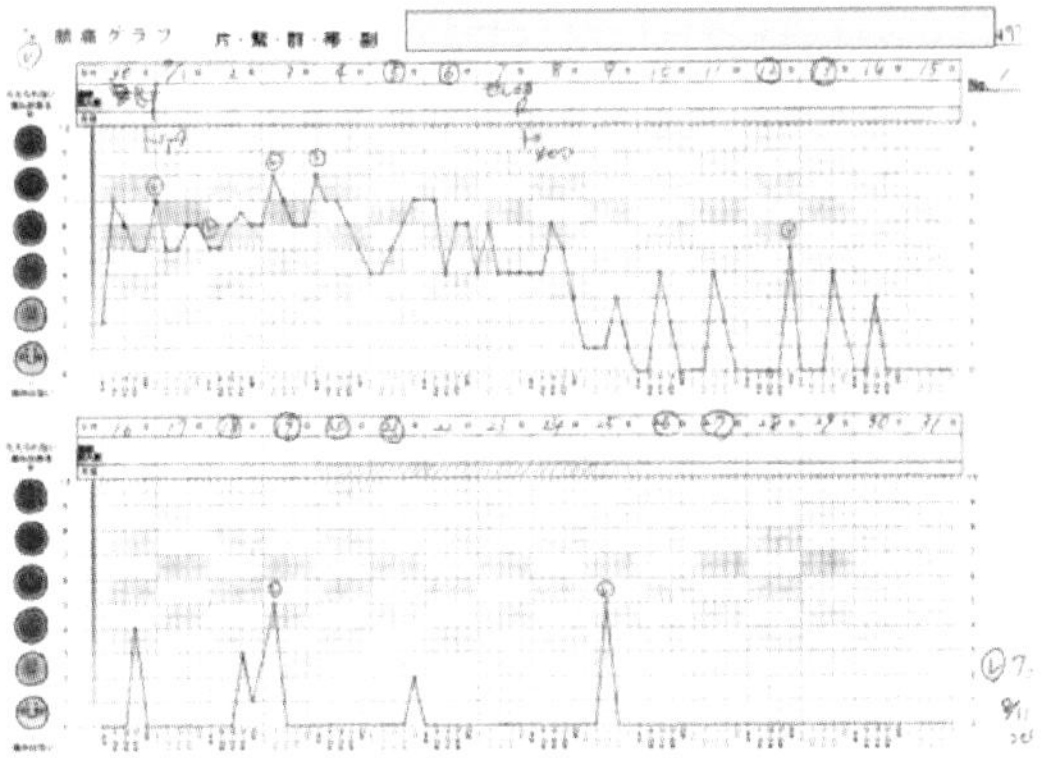

1カ月

図8

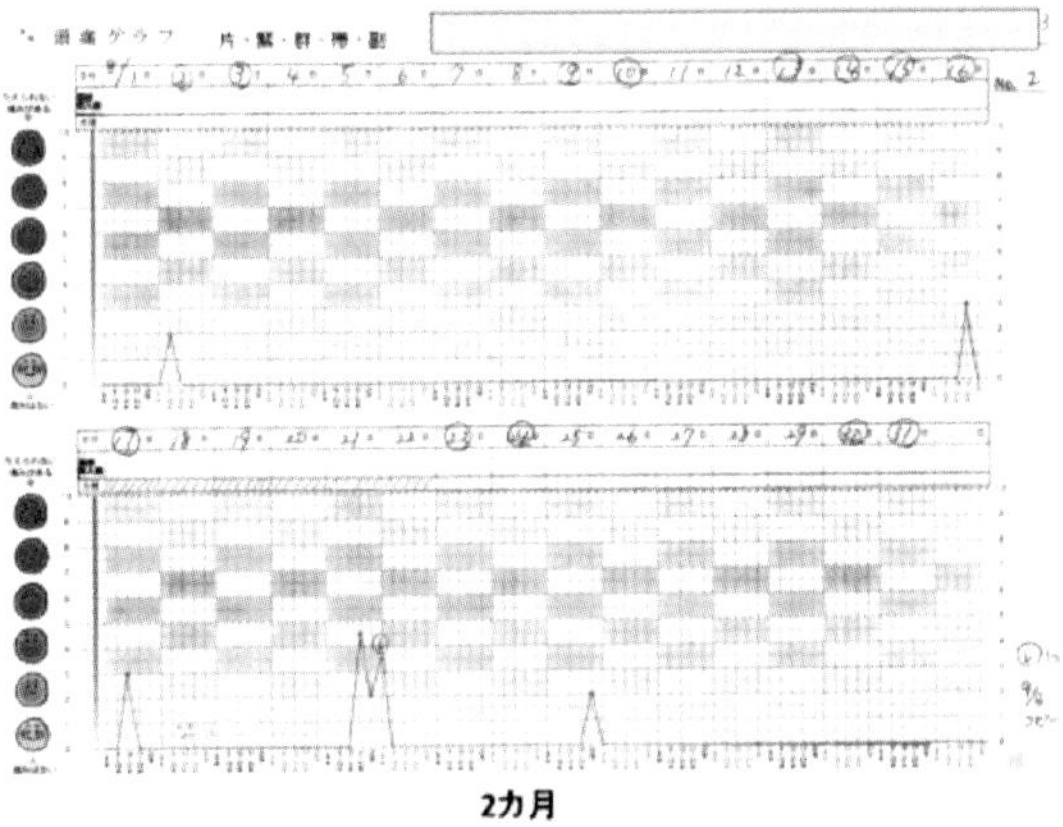

2カ月

第六章　なぜ、うつになるのか

二〇一〇年五月二二日の山梨日日新聞によれば、日本精神神経学会、日本うつ病学会、日本生物学的精神医学会、日本心身医学会の四つの学会は同日まで開かれていた日本精神神経学会総会で、「うつ病について国家的課題として啓発に取り組むべきだ」とする提言を共同宣言として採択し記者発表を行なったとあります。

うつ病問題に関して精神医療に関わる学会が公式見解を出すのは初めてのことで、四学会はうつ病などの精神疾患が、癌や心臓疾患と並ぶ三大疾患として先進諸国で最優先課題となっていることを重視し、国内でも早急な対策を講じるべきとの認識で一致したそうです。

共同宣言はうつ病が癌に次ぐ重大な社会的損失をもたらす「国民病」と指摘し、自殺や長期休務が社会問題化している職域に対して「発症予防や早期発見、再発を予防したうえでの職場復帰が必要」とし、職場に応じたメンタルヘルス体制や教育を行なうべきと提言しています。また若年化傾向にある発症の現状を踏まえて、学校でのメンタルヘルス教育の導入や児童精神科医の増員も求めている、と報じられていました。

私のクリニックは頭痛診療と脳神経外科がメインで、心療内科は頭痛診療を行なうには欠かせないと思って始めたものですが、そんな私が唖然とするほど、うつ症状を訴える患者さんが多いのですから、精神科の先生方はさぞかし急増する患者さんに心を痛め、わが国の精神医療に携わる四つの学会が共同宣言を発表する事態になったのでしょう。

うつ病と養育歴との関係はあるか?

当院を抑うつ症状で受診された患者さん千二百九十例に、SRQ―Dといううつ病の評価を行ない、十六点以上のうつと診断できる患者群、十一～十五点の境界型の患者群、そして十点未満の正常の患者群の三群に分類し、患者の生育歴に注目して、七つの因子(過保護、過干渉、放任、両親の不仲、兄弟の不公平性、家庭内暴力、ネグレクト)との相関関係を検討してみました。その結果、七つの因子の内いずれか一つの因子が関与したのは十六点以上のうつ病患者群は四八・六パーセントで、境界群の三五・六パーセント、正常群の二三・三パーセントと比べて有意差をもって生育歴とうつ病患者群との関係が密接でした。七つの因子すべてがうつ病に関連性があることは、物質文明の真っ只中を生き抜かざるを得ない現代人のうつ病気質を裏付けるものです。うつ病群の生育歴因子の中の二つに注目してみますと、過保護に育て過ぎ、その後は過干渉になった場合です。「勉強しろ」「一流ゴルファーになれ」などと親の夢実現に向けて頑張らせても、すでに「耐えられない、こらえられない、踏ん張れない」人間にとって、いろいろ言われるのは鼻持ちならないことなのです。そして結果的に何もやる気がなくなり、自分は信じられていない、何をやっても文句を言われるなどと思い込んで、いわば腑抜け状態になります。これがニートを生む養育環境であると私は考えています。

フリーターもまた同様です。ここでお断りしておきますが、すべてのニートやフリーターがここに述べたことに該当するとは限りません。一流大学に入ることを至上命題として塾通いを続け、家庭では殿様やお姫様のように扱われるとプライドの塊になり、自分がこの世で最も優秀で、他の人は皆馬鹿であるという「仮想的有能感」の人間を排出してしまいます（『他人を見下す若者たち』／速水敏彦著）。このような若者が社会に出ると上司さえも馬鹿に見え、「お前はいったい何様のつもりだ」と上司に言われたり、仕事で注意されるだけで、「親にも怒られたことがないのにあんたに怒られる筋合いはない」などと言って辞職願を叩きつけます。その後は、自分の好きなペースで仕事ができ、責任がないフリーターの道に身をゆだねていくのです。彼らは「俺はビッグだぜ」と言いながら何もしないのが特徴です。このような若者こそが金、物、名声、権力、名誉のみに価値観を求めた金銭至上主義から生まれた「平和ボケ文化」の象徴だと思っております。

セロトニン神経は三〜六歳で活発化

「序に代えて」で、セロトニン欠乏がうつ病患者や自殺者の増加、キレやすさと大きく関わっていると述べましたが、セロトニン神経は三〜六歳くらいが最も活発化する時期とされています。この時期、外で太陽を浴びて遊び、母親とのスキンシップをたっぷりとって成長すると、「三つ子の魂百まで」というがごとく、大人になっても健やかな精神状態を保つことができます。

もし、あなたに小さなお子さんがおありなら、毎日外で一緒に遊び、抱っこしたりおんぶして存分なスキンシップの時間をとってください。親に愛されているという満足感、充足感と外で遊ぶことが子どもの丈夫なセロトニン神経を育てます。

それでも大人になってストレスや疲労が継続・蓄積するとセロトニン不足は起こります。セロトニン神経を活性化するのはリズム運動（歩行、咀嚼、呼吸）といわれ、太陽を浴びて五分のウォーキングをするだけでも効果がありますし、柔らかいものばかり食べていないで固い食品をよく噛んで食べることも大切です。

ちなみにセロトニンは必須アミノ酸のトリプトファンから作られますので、タンパク質が多い食品をきちんととることも重要です。玄米、肉、魚、豆、乳製品、豆乳などをバランスよく摂取しましょう。

ちょっとした一言が大切

山梨県内には精神科を標榜する病院や医院が多数ありますが、予約制でないのは、皆無と言って良いと思います。それは、患者さんの話に耳を傾け、説明したり精神療法としての診察時間が極めて長く、そのため予約制にする現状があります。当院から紹介して一～二ヵ月先にやっと予約が入るという現実があり、現在の精神医療は破綻寸前の状態とも言えます。当院は予約制をとっておらず（現在は、完全予約制）、口コミで「抑うつ気分」を主訴に受診される患者さんが後をたちません。そんな多忙な中で私は、その人が何に苦しみ、何があったのかを患者さんの悩みの中から見つけてあげることが大切だと私は考えています。

そしてそれを共有しながら、たとえばその原因が夫の浮気であるとするなら、「まったく、男ってやつはどうしようもないね」とぽろっと私が言った一言が、患者さんの心をすっと軽くすることがあります。

また仕事が原因で悩んでいる人に、「あなたは素晴らしいんだよ。仕事をしていること自体が素晴らしいじゃない。あなたはよく頑張ってるよ」と話したことがありました。すると次に来院された時に、「先生の一言で、ああ僕はちゃんとやってるんだ。僕は頑張っているんだと救われました」と随分明るい顔になっていました。

ちょっとした一言でほっとしたという患者さんが多くあってうれしい限りですが、その一言がかけられるかどうかは患者さんが何に苦しんでおられるのか、心の中をじっくり聞かなければわかりません。しかし、一時間も二時間も話を聞いても扉が見つからず、琴線に触れる一言をかけられなければそのカウンセリングは失敗です。

仮に五分か十分話を聞いただけでも、患者さんの琴線に触れる一言がかけられれば患者さんはほっとでき、そうなればカウンセリングは成功なのです。患者さんが少しでもいい顔になった時には、「表情が明るくなりいい顔になったね。壁を一つ乗り越えられたんだから、自信を持っていいよ」と話し、「今度は十年後を想像してごらん。今を越えれば十年後、逆に苦しんでいる後輩をよく頑張ってるな、よくやってるなという目でみられるんだよ」といったことを話します。

うつの人には「頑張っちゃいけないよ」と声をかけますが、よくなってきている人には心が上向きになるような方向へ持っていってあげると、「ああそうですか。僕、やります」という前向きな気持ちになれるのです。

またある日、不登校の女子中学生ですらりとした長身でスタイルも良く着飾った子が来院しました。それで「すっごいね。おしゃれだね」と私が声をかけますと、「学校行ってません。面白くないんだもん」とふて腐れたように言うのです。それで「でもね、あなたカッコいいから、もしかしたらパリコレのモデルになるかもしれないでしょ。そのためにはせめて中学校は卒業した方がいいと思うよ」と話しました。すると何か急に吹っ切れたように明るい顔になり「わっかりました〜」と元気に答えて帰っていきました。

いいところを褒めてあげて、一つでいいから何か生きる糧になるアドバイスをしてあげることが私の心療内科の患者さんへのモットーです。心療内科の先生がいろいろな話を全部聞いて、その患者さんが何に苦しんでいるのかちゃんと把握したつもりなのに、最後のところで、薬物療法にいってしまう。勿論、私もうつ病の治療に、薬物療法は必要だと思いますが、本人が元気になれるような言葉がけなど副次的な要素が必要と思っています。私のスタンスは「私はあなたの味方だよ。サポーターだからね。一緒に良くなるように頑張ろうね」ということです。

患者さんに「私にも味方がいるんだ」と感じてもらうことが大事なのです。みんな心のサポーターがいないのです。家の中にもいないのです。

たとえば心療内科に来る中学生に「あなたは誰が一番相談相手になりますか」と聞くと、「そうですね、友達です」と答える子どもさんがほとんどです。「では、友達にはほんとに心を割って話せる？」と聞くと、「そこまではないです」と言います。「じゃあ、お父さん、お母さんは」と尋ねると、即座に「駄目です」。両親は不信感を持たれているのです。過保護であったり過干渉であったり、成績への過度の期待であったり、両親の不仲であったり、子どもが親を信用できないような教育環境を親たちが作ってきたのです。そして学校の先生のせいだ、校長先生のせいだ、国のせいだ、他人のせいだというように極めて他罰的です。こういう親に限って人をこきおろして自分を有能に見せ優位に感じる、「序にかえて」に述べました「仮想的有能感」―このパターンがとても多く、モンスターペアレントはみんなこれです。子どもの手前、先生をコケにして、俺の方が偉いんだぞと見せる。このように人をこきおろして、自分の有能性を子どもに見せようと対面を取り繕っているのです。

子どもが健やかに育つためには、家庭内では、親たちが仲良く、自分の仕事に信念を持って、ひたむきに生きる姿だけでいいのです。子どもたちはその背中を見て、自分の夢に向かって頑張れるのです。そして世の中の大人たちが「愛情と誠の心」で生きていくと、子どもたちは自ずから、心穏やかになり、他の人への慈愛が育まれていくのです。大人が穏やかに謙虚でなければ、と思います。

脳は心のありか

二〇〇三年三月一日に道友社から出版された拙著「ストレスが人を育てる」には、医学的な論点からのストレスが、脳に与える影響からのうつ病についての記述がありませんでした。著書が出版された一か月後の四月七日に「頭痛クリニック」を開院し、二〇二〇年四月で丸十七年になります。

この間、頭痛診療が主でありますが、心療内科を標榜したことで、うつ病などの精神疾患の患者さんが多数受診されております。また、二〇〇三年の開院当初ではまだ「痴呆症」といわれていた時に、時代を先取りして「もの忘れ診断外来」を立ち上げました。二〇〇四年十二月から侮蔑的な痴呆症の病名が消え「認知症」になり、認知症の診断と治療を行ってきました。

図1に示しましたが、開院十六年半の精神疾患患数は一万六千五百六十例でした。うつ状態・うつ病は一万二千百二十九名、また、統合失調症、双極性障害、強迫神経症、パニック障害、社交不安障害さらには増加し続ける発達障害も含めた精神疾患患は、四千四百三十一名でした。また、認知症は三千二十五名でした。このように当院は、頭痛・うつ・認知症を

メインに診療活動を行っており、日々の患者さんの割合は、おのおの三割ずつの受診状況であります。県外からの受診者は、八八九名で、都内や長野県からの受診が多い傾向でした。

開院当初から初診時の問診票に、受診きっかけのアンケート記入を依頼し、四万人の患者さんの受診動向を把握すべく集計した結果では、「家族や知人から聞いた」いわゆる「口コミ」が最も多く五二パーセントでした。次いで「通りがかり」が十一パーセントで頭痛クリニックの看板を見て受診しておりました。次いで、他院からの紹介が九パーセントあり、うち、病院からが二八・八パーセント、診療所からは七一・二パーセントでした。さらにインターネットの情報（当院のホームページや他サイト）を元に受診した例が八パーセントあり、この五年間で倍増しておりインターネットの情報が、患者さんの受診きっかけの大きな動機付けになっております。他、タウンページを見た、新聞やテレビを見て受診したのが次いでいました。

頭痛・うつ・認知症の三本柱の病状の特徴は、検査で異常が出にくいのが特徴であります。頭痛は、脳腫瘍、脳内出血、脳梗塞やくも膜下出血などは頭部ＭＲＩにて明確に診断がつきますが、頭痛の九割は、片頭痛、肩こり頭痛などで頭の中に異常がなくて本人の訴えのみの症状から判断するため、問診や触診（肩揉み）が勝負といえます。また、うつ病、統合失調症や双極性障害もこれだという決定的な検査法がなく、患者さんの発育歴から養育環境、両親の関わりさらにはストレスの有無を確認しながら、精神的・身体的不調の診断・治療を行っております。また、認知症は、同じことを何回も言う、ものを探し回る、同じものを買ってくる、電話の相手や用件を忘れるなどの症状で受診され、認知症と診断するまでには、日頃の生活状況や日常生活動作、さらに認知機能検査や頭部ＭＲＩにて海馬の萎縮の有無を確認して、総合的に判断をしなくてはなりません。肺炎では胸部レントゲン、肝臓病、腎臓病や糖尿病は血液検査やエコーをすればわかり、高血圧も血圧測定でわかります。当院の三本柱は、医者が最も嫌がる白黒つけられない病態であり、特に精神疾患では、患者さんの深層心理まで立ち入らないと、診断・治療には至らないことがままあります。このように、脳外科医が手術を生業とするのと違い、開業してからいきなり患者さんとの心の世界での闘いが始まった訳であります。

開業して一～二年経過して、うつ病の患者さんが多すぎて、自分も気分の低迷することを覚えております。しかし、ここでめげてしまうとクリニックの億単位の借金返済に支障が出てくるわけですので、病気を治すというより、患者さんの心に寄り添いながら、信仰者として神様にもたれることを心掛けました。「成ってくる理に耳をすます」と、どんな患者さんが来られても、神様がお前はこの患者さんの心や体の不調をどのくらい治療できるかとの問いかけと理解させていただき、焦らずに平常心で心を助けさせていただく一念で、乗り越えてきたのが実情です。そこで、「心のありか」について患者さんから学ぶ姿勢で、脳の勉強をしてきたわけですが、著書に記載した内容以上に心の世界の理解が深まってきて、自分が医療者として成長してきたと実感しております。その結果、「脳のはたらき」を患者さんに解き訳することで、患者さんが病状を納得され、治療に参加されることで治療効果が上がり、口コミでの患者さんが増えてきたと思います。現在も当初から数は減ったものの連日心を病んだ患者さんが受診されております。

ストレスが脳に及ぼす影響

患者さんが抑うつ気分で受診されたときに、以下のような脳の特徴について説明することで、うつ病の病状を納得していただくことで何をするかをできるだけわかりやすく説明しています。

脳は、成人で、平均一・三kgの重量があり、体重が六十kgの成人の二パーセントの重さになります。しかし、脳の酸素と糖の消費量は体全体の二十パーセントに達します。要するに、重さ二パーセントの脳は、正常に機能するために体の五分の一の酸素と糖が必要なわけであります。これだけでも、脳が心身のコントロールタワーであることがわかります。

人の行動は、脳からの指令ですべて支配されております。お腹がすいたと感じるのは、脳の視床下部にある満腹中枢であり、血糖値が下がると何か食べたいと思い摂食行動になります。何か食べるものがないかと探索行動を起こすときには、あちこち目を動かす、食べ物たとえばパンを見つけると、ここにあるじゃないかと喜んだりほっとしたりするのも脳の働きです。次いでパンを手に取り、袋のまま食べられないので、両手を使って袋を破りなさいと脳が指令を出し、袋から手でパンを取り出し口にほおばる。これも脳が手に取って口に入れなさいと指令が出るからです。空腹に任せて食べていくと、血糖値が上昇しそれが百六十を超えると、満腹中枢にはたらき、満腹ですよと指令がでます。その結果、もうお腹がいっぱいになったからと摂食行動をやめます。これも脳の働きです。さらに、便意を催すと、大腸に貯留した便が大腸を伸展させると、大腸周囲の神経が刺激されます。その刺激が、脊髄を通じて上行し脳内の排便中枢に伝わり、トイレに行き排便という行動になります。しかし、トイレが見当たらない時には、我慢してトイレをあちこち探すわけですが、この時には失敗してはいけない一心で、肛門括約筋をしっかり収縮させて漏れないようにするのも脳の働きです。

また、別の面から考えてみますと、例えば、職場で折り合いの悪い上司からの不条理なパワハラにより、就労に支障をきたすようになり、これが一回ならまだしも連日一～二ヶ月も続くと、腹を立てたり、イライラしたり、気持ちが萎えたり、やる気が失せ、夜も眠れなくなり、朝起きると疲労感と倦怠感、就労意欲の減退、出勤拒否などの自覚症状が出てきます。帰宅しても、家族と会話するのも嫌になり、テレビを見ても面白くない、趣味のゲームをする気にもならない、風呂に入っても頭の中は上司のことばかりで頭がいっぱいになります。まして、寝床に入っても暗く静かな時間になると余計に今日一日の上司の言動を反芻して、余計に興奮してきて眠れない時間が続きます。さらに明日行きたくないのに出勤しなくてはと早く寝ようとするあまり、それがまた興奮状態になり睡眠を妨げるわけです。こうして、職場のストレス状態から、不眠が続き、心療内科や精神科を受診することになります。これもすべて脳のなせる業です。

脳の二面性

このように脳は、この世に生きとし、生ける人間や動物の行動をすべて制御しているわけです。一九八七年に「理性的「心」の限りない働き―脳の不思議―」という論文をG―TENに報告しておりますが、脳の二面性（理性的な脳と本能的脳）の葛藤が人間の人生であります。本能的脳は、既述しました視床下部という脳の最も深部に位置しており、蛇やサルや象までもが、すべて持ち合わせている脳であります。これは性欲、食欲、口渇、睡眠欲や体温を一定に保つホメオスターシス（恒常性）など生命維持中枢とも言えます。この視床下部を取り巻くように大脳辺縁系があり、ここは、快感、怒り、情動や記憶を司っています。残業が多すぎて、夕食も食べられずに夜中に帰り、食事もままならずに寝床に入るも働かされている不条理さにイライラして眠れない夜が続くと、怒りの感情が出てくるわけです。

さらに理性的な脳は、人間のみに与えられた理性の座であり、おでこの裏側にある、特に人間のみにしかない前頭葉新皮質という場所です。ここは、言語の中枢、集中力、意欲、想像力、企画力、判断力、注意力、記憶力、感情のコントロールさらに忍耐力・抑止力など本能的脳の働きをコントロールしております。先ほどの上司からのパワハラに対して、何とか理性で受け止めて我慢しようとしますが、それが長期になると前頭葉の機能が疲弊してきて、抑うつ気分が出てくるわけです。この抑うつ気分がなぜ生じるのかですが、その訳は、ＳＰＥＣＴという脳の血流検査を行うことで、前頭葉新皮質の血流が低下していることが医学的に裏付けられております。要するに、血流が低下することで、酸素と糖が減少して前頭葉新皮質の働きが低下するわけです。その結果、上述の皮質の機能が低下して、言葉数が減り、集中力が低下し、やる気がなくなり、想像力、企画力や判断力が低下し職務効率が低下します。注意力散漫となりミスがふえてきて、うっかりミスが多くなり、感情のコントロールができずにイライラしたり、激高し上司に諫言してしまい、余計に職場にいにくい雰囲気が出てしまいます。その結果、心療内科や精神科の門をたたき、うつ病ですねと診断され治療が始まります。

このようにうつ病発症には、脳の血流低下が大きな影響をしておりますが、これだけではありません。それはセロトニンという神経伝達物質の働きです。セロトニンの働きについてまとめてみます。ストレスがかかるとセロトニンが減少するために、以下五項目のような働きが低下して、様々な症状が出てきます。

1　大脳皮質を覚醒させ、意識のレベルを調節しています。しかし、セロトニンが減るとボーっとする、やる気がない、落ち込む等の抑うつ気分になります。

2　交感神経と副交感神経からなる自律神経を調節しますが、バランスが崩れて自律神経失調になり、倦怠感、動悸、息苦しさ、肩こり、めまいや食欲低下、便秘や下痢などの症状が出てきます。

3　抗重力筋（重力に対して姿勢を保つための筋肉）に働きかけ、シャキっとした表情や背筋が伸びた状態にしております。それが、セロトニンが減ることで、表情が乏しくなり、覇気がなくなる、背中が丸くなる状態は誰が見ても元気がないとわかる風情です。

4　痛みの感覚を抑制しているわけですが、セロトニン神経の機能が低下することで、頭痛、背中の痛みなど体のあちこちに痛みを感じやすくなり、うつ病で頭痛を伴って受診する症例が多いのもこの理由です。

5　心のバランスを保つ働きがありますが、セロトニンの働きが低下して自分の気持ちをコントロールできなくなるのも特徴です。

既述しましたが、脳が心身のコントロールタワーであるため、脳で色々考えれば考えるほど、脳は余計に酸素と糖が必要になります。これを基本に脳以外の臓器に、ストレスがどのように影響するのかを医学的に説明してみたいと思います。

ストレスとは

体には脳も含め六十兆個の細胞があり、それぞれを栄養する毛細血管は一千五百億本、総延長は十万キロメートル、地球を二周半もする長さになっております。ストレスは、「ストレスが人を育てる」に記述しましたように、善玉と悪玉があります。「ストレス＝降りかかった負荷（ストレッサー）X受け取り方」であります。ここに体調不良の時には、受け取り方のパワーを大きくしなければなりません。また個々に備わった性格・素質さらに個人の人生観や価値観が影響します。要するに上司からの受命をストレッサーとすると、喜んで受けさせていただきますと受け取る人の場合を1とした場合と、冗談じゃないです、とても受けられませんと不満を言う人は、その受け取り方が百倍にもなります。そうすると「ストレッサーX受け取り方」ですから、ストレスは百倍になるわけです。

ストレスが体に及ぼす影響

その結果、ストレスがかかると脳から足先にいたるまで髪の毛一本の二十分の一の毛細血管が収縮し血流低下をきたします。その結果、脳に影響すると抑うつ気分を呈して、やる気がなくなったり、不登校や出勤拒否、耳鳴り、頭痛になったりします。また、頭から下の全身にも血流低下が惹起され、体のだるさや不調を訴えます。肺の場合には、呼吸が荒くなる、息苦しさや喉のつまりを、心臓の場合には、動悸・頻拍発作や不整脈、さらに血圧上昇をきたします。さらに胃腸の運動を低下させ、唾液分泌が減ることで口渇感、食欲不振、吐き気、嘔吐、腹痛、胃がもたれる、下痢や嘔吐をきたします。また筋肉が緊張するため肩こりや手足の震え、さらに全身の発汗や手汗に悩まされます。体内においては、血管収縮により、脳梗塞や狭心症・心筋梗塞を、そして体が戦っているのでそのエネルギー源の血糖値が上昇します。それがひいては糖尿病予備軍にもなるわけです。また、血液には、生まれつきの殺し屋と異名をとるナチュラルキラー（NK）細胞があります。ストレスがかかるとこれが減ってしまいます。その結果、毎日体内には二百個程度のがん細胞が発生しますが、これを駆逐してくれるNK細胞の働きが低下するため発がんするともいわれております。ストレスを感じると、心身ともに体内には自分でコントロールできない大小さまざまな変化が起こるわけです。それが長期に続くと、体内には非可逆的変化が生じてきます。

医学的には、ストレスは以下のように種々の要因があります。これらは、人生においては避けられないことばかりです。これらを如何に受け入れるかで、その人の人生の明暗が分けられる可能性もあります。一日平均三十人の抑うつ気分、不安障害、双極性障害、統合失調症、さらには発達障害で受診されている患者さん方の、多種多様の悩みは以下のようなストレッサーに集約されます。読者の方々もそれぞれに思い当たるものがあると思います。これらが心身不調の根源的なものになると思われます。

1　物理的ストレッサー‥高温、低温、騒音、光
2　生物学的ストレッサー‥細菌、ウイルス、カビ、花粉症
3　社会的ストレッサー‥家庭環境（夫婦・親子の不仲、浮気、介護、家族の病気・死・事件・事故）、職場環境（上司と部下、同僚などとの職場内の人間関係、いじめ、過重労働、ブラック企業など）、社会環境の変化（就職・昇進・配置換え・リストラ・退職）、

経済的変化（借金・収入減・不況・職探し、ワーキングプア）、社会的不安（戦争、テロ、ミサイル・ＩＣＢＭ飛来、化学兵器）、外傷後ストレス症候群｛天災・大事故・惨事（救急隊員に多い）｝、パニック障害での予期不安、広場恐怖などがあります。

4　精神的ストレッサー：不安、不満など、受験・卒業論文・就職試験、肉体的疲労（睡眠不足、過重労働、過剰な運動）、家庭内の問題｛ＤＶ・育児放棄・介護・引越し（荷造り・荷ほどき）・育児・残業｝、生活環境の変化（独居、隣人との関係、騒音、嫌がらせ）。この精神的ストレッサーとして根源的なもの、以下の心遣い（惜しい、欲しい、憎い、可愛い、恨み、腹を立てる、欲、高慢）と嘘と追従は、ストレスの最たるものです。

たとえば、お嫁さんが認知症の義母が夜中に歩き回る、トイレを汚すなどあり、それを注意すると「人を小馬鹿にして！」と逆切れされるなどの生活が続いて、介護うつになり受診する例もあります。外来の診察中に、この患者さんに喜んで受けなさいとはとても言えません。まず、傾聴して、共感して、よくやっていると褒めてあげることから始まります。

受け入れるか？　戦うか？　逃げるか？

上記のような介護というストレッサーに暴露して、気分が低迷して、頭痛やめまい、動悸さらには不眠にさいなまれ、心身ともに不調になります。このような患者さんに次の一手は何なのかであります。医学的には、抗うつ薬を投与するのが一般的でありますが、このような例に対して、私は精神的にサポートできないかと常に思っております。そのため、このような症例にどう対応させていただくかであります。義母の介護という逃れることのできない現実が、この患者さんに降りかかった運命であります。そのため、どのようにこの義母の症状に対処するかであります。この義母の不穏な症状を抑えるためには、それ相応の薬が必要になります。しかし、義母を介護するお嫁さんが受診しているわけですから、このお嫁さんの治療になります。私は、そのような患者さんには、「受け入れるか、戦うか、逃げるか」について話をします。戦った場合は、義母に罵声を浴びせ続けたり、無視したりすることは虐待にもなります。逃げる場合は、お嫁さんが実家に帰ってしまうと、義母の介護放棄にもなりこれも問題になります。やはり受け入れることが一番ですよと説明します。義母を受け入れ、「私が掃除しますから、お義母さん大丈夫ですよ。」などの言動で義母を受け入れ、腹をくくることで介護に積極的姿勢が生まれると、義母の態度も変わり双方が穏やかになりますよと指導します。次回、この患者さんがこられて、笑顔が出て表情が穏やかになると、だいぶお元気になりましたねと話し、よく頑張っていますよと褒めることで、本人に自信が出てきます。こうして抗うつ薬を投与しながら、3ヶ月から半年、ご本人が義母との関係にストレスを感じない程度まで、外来で応援するようにしております。これは薬の効果もさることながら、この患者さんの心の向きが変わったということだと思います。このような辛い時期を乗り越え、受け入れるということは、心の成長なのです。あらゆる逃れられない運命を受け入れることこそが、人が望まれる平和になる第一歩ではないかと思います。

国と国、職場の上司と部下、同僚どうし、学校の先生と生徒、先生どうし、生徒どうし、家庭内では、親子、夫婦、子供どうしのそれぞれのふたりの心の治まりの悪さもストレスの元凶になり、心身ともに不調になります。

世の中みんな平和になりたい

前節で、受け入れるか?戦うか?逃げるか?という見出しで、書きましたが、人の心の使い方一つで、楽しくもなり、嬉しくもなり、悲しくもなり、泣きたくもなると思います。人間世界では、世の中すべて平和を求めない人はいないと思います。まして、この世に生きとし生けるものすべてが平和で、安穏な生活を望んでいると思います。サバンナの弱肉強食の世界でも、ライオンの恐怖から逃れようと、種族保存の法則から逃げまどい、平和な空間にひたすら逃げ込み息をひそめたり、必死に逃げまどうわけであります。何故なら、生き抜いて穏やかに、また草をはむ平和な世界に戻りたいからです。あるテレビで言っておりましたが、泥棒は、刑務所に入った時に、何故捕まったのかを真剣に考え、次に窃盗したときに逮捕されない技のイメージトレーニングをして、技を磨くそうです。何故なら、出所したあとに、窃盗した物や金にうずもれて、穏やかな優雅な生活をしたいからです?

人間社会の心の使い方が、それが高ずると犯罪につながってきます。物やお金に固執したり、それを過剰に欲しがること、物質欲・金銭欲・性欲への執着から窃盗、詐欺、買売春などを起こすわけです。浮気、刃傷沙汰、さらには近年増加している親、配偶者さらには子殺しなどの痛ましい事件であります。さらには職場や近所付き合いの中でも、プライドが高すぎる方は、鼻持ちならず付き合いにくく空気を乱す傾向はよくあることです。さらに、嘘というストレスもあります。官僚や大臣などの近年の答弁に、自己保身や忖度という気づかいから、おそらく嘘をつき続けるのも、大きなストレスになります。森友事件や桜を見る会の、首相案件に翻弄された責任行政府担当者の答弁は、聞くに堪えられず、その胸中は平和になりたいなりたいと毎日寝床で四苦八苦しているのではないかと、気の毒にさえなります。

このように誰もが平和に、穏やかに、平穏無事な毎日を望むものであります。その阻害因子は、脳の働きで既述しましたように、脳の深部にある視床下部の本能のなせる業です。すなわち、食欲、性欲や睡眠欲など、人間が心地よく生きるために必要な脳の本能的な働きによります。しかし、この本能の気持ちが強くなりすぎると、既述した八つの心遣いになるわけであります。逆に前頭葉の理性が強すぎて本能を抑制しすぎると、つまらない人生になってしまいます。この典型が虐待であります。子供の食欲や睡眠欲を奪って、躾と称して、自分の苛立つ気持ちを子供にぶつけて、腹いせに家庭内暴力に走ってしまう親がいます。結局、自分の「はらだち」の本能を抑制できないことが問題であります。また欲求が強すぎて欲望のみ追及しすぎると、本能が理性を凌駕してしまうことで、既述しました、あらゆる犯罪の温床になるわけであります。

耐える・こらえる・踏ん張る

そこで、前頭葉の理性の座を磨く必要がでてきます。これは、外来の患者さんの診察中に、このように生きたらどうかと思って「耐える、こらえる、踏ん張る」ことの意義を伝える必要性に迫られてきたわけです。既述しましたが、「受け入れる」心が、「耐える・こらえる・踏ん張る」であります。仕事をしていて、会社の方針に不満があり、自分はこう思うのに、こんなに会社のことを真剣に考えているのに、仕事をさぼる人がいても上司が注意しないなどに腹を立てて、疲れ切って抑うつ気分で受診される人が多いのも特徴です。このような患者さんたちは、そのことを寝床で考え始めると、寝ている暇がなくなり、益々興奮してきて、結局睡眠不足でしょうがなく出勤することになります。また腹をたててイライラが募り、セロトニンが減って、心身ともに不調になってくるわけです。そのため、どのように生活指導をさせて頂くかと考えるようになりました。あくまでも雇われ人であることと、その働きに対する費用対効果で給料が払われているわけで、会社側としては、意見を出してもらえるのはいいが、建設的でないものは上司にも喜ばれないわけです。何故なら、個人の感情をベースにした不満だからであります。会社の流儀を守らずに自分勝手な仕事ぶりは、職場では歓迎されず、単なるクレーマーに過ぎません。上司からすると、文句は言わないで言われた仕事をこなしてくれれば給料を払う仕組みであり、勝手にイライラして、睡眠不足でやる気なさを満載にして文句を言うと、職場の雰囲気は暗いものになってしまうわけです。素直になれない高慢な人にありがちな一人で戦って疲れ切るタイプであります。生き生きと明るく意欲的な就労態度は、周囲を明るくさせ安心感を与えるものです。そのくらい、心の持ち方ひとつで職場も平和になるわけであります。それが職場の生産性を高めることにつながるわけであり、自分勝手な提案をしてつぶされて受診される患者さん方には、あなたは、言われた職務をこなすエネルギー以上に、あいつは仕事をしてない、あいつの人間性が嫌いだ、こんなやり方はだめだなど、通常の職務以外のエネルギーを使いすぎるために、疲れるんだと説明します。要するに、普通に仕事を淡々とこなしてお疲れ様として帰る同僚達の疲労感と、このように同僚達より何倍もの余計なエネルギーを使いすぎる疲労感を説明します。「どうしたらいいんですか?」と聞かれると、会社の方針に従うのは社会人の鉄則であり、お金が必要なら「受け入れる」しかありませんと説明します。そして、世の中は、「耐えて、こらえて、踏ん張る」ことで人間の心が成長して、受け入れる心ができることを伝えます。そうすることで前頭葉の理性が磨かれるわけです。その結果、受け入れる心の器が広がることで、心の成長が図られる訳です。さらに、心の向きが変わることで、職場に適応できるようになると、本人も気持ちが楽になり、職場の雰囲気も明るくなり、生産性が上がることになります。このように患者さんに話をすると、まさしくそういう負の生き方をしてきたと反省して、今度は色々考えないで言われたように「淡々と」やっていきますと言われます。何事にもとらわれないで、淡々と仕事をすること、すなわち受け入れる器を広げて、前頭葉の理性を磨く成長の道に、患者さんが向かっていただくように腐心をしております。それが本人が平和になり、家庭や職場の「陽気ぐらし」につながると信じております。

セロトニンの働き

セロトニンの働きについて簡単におさらいをします。まず心を覚醒して気分を上げる・自律神経を調整する・表情や姿勢をシャキッとさせる・痛みを抑制する・心のバランスを保つ、の5つです。

要するに、セロトニンを減らさない生き方が重要になります。

まず、セロトニンの原料は、体内では合成できないトリプトファン（必須アミノ酸）です。このトリプトファンは、豆腐や納豆などの豆製品や乳製品に豊富に含有されております。さらにセロトニン合成にはビタミンB6が必要で、この含有食材は玄米・小麦胚芽・サンマ・イワシなどであります。また、炭水化物はトリプトファンの脳内取り込みを助長し、脳のエネルギー源になります。既述しましたように、脳の重量は体重の二パーセントの重さでありながら、酸素と糖の消費量は20パーセントですので、炭水化物の不足で脳機能が低下します。しかし、偏食することは栄養の偏りになります。一日元気に過ごすには、セロトニンを十分に補うために、上記食材を中心として、まず栄養バランスのとれた食事特に朝食が必要になります。さらに、基本的なリズム運動であります。それは、咀嚼（よく噛む）、三十分程度の歩行、さらに腹筋を使った呼吸などがセロトニンを増やします。ただ、三十分以上の運動は、乳酸が貯留しセロトニン神経の機能低下を惹起しますので、毎日の三十分程度の運動が効果的になります。既述しましたように、セロトニンは心と体を覚醒させる効果があり、眠っている間はセロトニンの分泌をしません。いつセロトニンが分泌されるかというと、朝起きて、朝日を浴びることで、セロトニンの分泌が開始されます。要するに、起床直後から朝の三十分間が重要な時間帯になるわけです。

セロトニンが減ると切れやすくなったり、不安が強くなったりイライラし、抑うつ気分になることはすでに述べましたが、夜型社会になり、夜間にビデオ、ゲームやインターネットに興じて、朝になったら寝ついて、昼にずっと寝ている生活をする人が増えています。これを睡眠相後退症候群といいます。朝日を浴びない、朝起きない、体を動かさない引きこもりの人たちの生活です。彼らの生活は、まさしく「朝起き」、「働き」をしない、セロトニンが増えない生活になり、悪循環に陥っていくわけです。

嘘をつくことでセロトニンが低下することがわかっております。既述しました国会答弁の官僚や政治家たちのウソぶく答弁は、国民を小馬鹿にして鼻持ちならないのは私ばかりではないと思います。肝心の当事者たちが白を切り通し、嘘をついているとしたら、彼ら自身の体内からセロトニンが減っていることになります。恐らく心身ともに不調になったであろうと推測されるわけです。中谷元防衛大臣がテレビ番組の中で、「巧詐不如拙誠」という韓非子の言葉を引用して、行政の姿勢を批判しました。これは、「こうさはせっせいにしかず」と読みますが、その意味は、「巧みに偽りごまかす者よりも、つたなくても誠意・真心のある者には及ばない」であります。中国の有史以来の言葉のようですが、二十世紀になり、医学の面からもセロトニンの働きが、誠実に生きることの裏付になっていると考えます。

六一万人の引きこもりの意味するもの（発達障害との関連は？）

厚生労働省は、二〇一九年三月に、自宅に半年以上閉じこもっている「ひきこもり」の四十～六十四歳が、全国で推計六一万三千人いるとの調査結果を発表しました。七割以上が男性で、ひきこもりの期間は七年以上が半数を占めました。さらに、十五～三九歳の推計五四万一千人を上回り、十五歳以上では百万人を超えることになります。ひきこもりの原因では、子供の頃からひきこもりの状態が続く人のほか、病気、人間関係のつまづきや定年退職により社会との接点を失うなどがあげられています。また、暮らし向きを上・中・下の三段階で聞いたところ、三人に一人が下を選択。家の生計を立てているのは父母が三四パーセント、自身が三十パーセント、配偶者が十七パーセントで、生活保護は九パーセントでした。悩み事に関して「誰にも相談しない」という回答が四割を超えました。

さらに、八〇五〇問題です。この問題が提唱されたのは、二〇一九年ですが、これは、八十代の高齢の親と、五十代のひきこもりの子供の家庭が孤立化するもので、引きこもりのこどもによる親の殺人事件も報じられています。恐らく、ひきこもった子供は、その生活の糧を親に依存し、それが長く続くことで、親の積年のストレスも限界に達してしまうのはやむを得ないと思います。その結果、お互いの心のすれ違いで、親から心無い一言が発せられると、子供の逆鱗に触れて、子の方も積年の積もり積もったストレスのダムが決壊してしまいます。そして、生まれてから親の庇護のもとで養育され、すべてに依存のよりどころであったその親ですら殺めてしまうのです。近年の殺人事件の七割は身内殺人という、およそ理性ある人間社会では、到底おこりえない事例があいついでいます。親殺し、子殺しは後を絶たない現実から決して目を背けてはいけないのです。

その根源的な問題は奈辺にあるのであろうか？このひきこもりの問題は、このような悲惨な事件との関わりが大きいと考えます。

それではひきこもりはなぜ生まれるのか？私が注目するのは、人との関わりに挫折したり、生来の人見知りから、人間社会への適応不全から、次第に家庭に孤立することにより引きこもりになると考えます。そこで、人とのかかわりに挫折する場合には、精神的なストレスや精神疾患が根底にあるものと考えます。人から裏切られて人間不信になった場合、統合失調症の陰性徴候も引きこもりの原因になります。そして、発達障害例もひきこもりの原因として大きく関与しています。そもそも発達障害を疑うような患者さんは、進級・進学、就職、昇進、転居や結婚などを契機に、人とのかかわりに不安、緊張、折り合いの悪さを自覚して、頭痛、抑うつ気分、不眠や体調不良を訴え当院を受診する例が後を絶ちません。このような患者さんと相対して総じて言えることは、このような患者さん方は、人間関係にストレスを感じている人が過半数を占めていることです。このような患者さん方は、自分の物差しで集団や組織をみていて、その組織の物差しに入り込めずに、ひたすら自己主張をくりかえす人や、それを言えずにじっと我慢して一人でため込んでしまい、疲れ切ってしまう人も多いのが特徴です。「固定電話恐怖症」なる言葉が、近年マスコミでも取沙汰されています。これは、あらかじめ登録された携帯電話にかかってくる電話には、ストレスなく応対できるが、職場などで、相手が不明な人からの電話に出るのをためらってしまい、動機や息苦しさにより、電話の応対に難渋する人が増えているといいます。これは、携帯電話文化が、コミュニケーションスキル、言語性コミュニケーション能力や対人的相互反応力の低下を惹起している可能性もあります。極論すると、携帯電話一台あれば、ニュース、テレビや映画など、居ながらにして情報は確保され、友人との連絡もSNSのやり取りで、十二分に事足りてしまいます。そのため、相手の目を見ながらの会話力が低下したり、相手の表情や心の変化などを感じ取る人間関係の構築に必要な会話力は、育まれないと考えます。そのため、コミュニケーション能力が未熟なまま社会に放り出され、接客、会議やチームワークの職場での就労に、なじめずに心身ともに不調を抱えて受診するという社会現象がおこっていると実感しています。

上記のような患者さんが受診するたびに、以下の六項目の確認をしています。それは、人見知りですか?友人は多いですか?小中高で、不登校はありませんでしたか?運動会や遠足は好きでしたか?学校の休み時間は、自分の机にいて寝ていたり、本を読んでいたり、一人席を外して教室外で時間を過ごしてませんでしたか?一つのことに没頭して、それを中断させると過剰に嫌がり反抗しませんか?·などの質問をします。これらは、人とのかかわりに支障をきたしやすい人たちの特徴で、乳児期からの特性でもあります。

また、以下のような特性をもった子供たちもいます、それは、クラス内で、手を付けられない、暴言、手や足が出る、ものを投げることはありませんか?·落ち着きがない活発な子供だといわれていましたか?·宿題を忘れたり、提出すべきものをいつも忘れてしまい、担任から物忘れを指摘されたり、通信表に物忘れが記載されてましたか?·など、幼児期の特性について確認するようにしています。

上記のような言動が目立つ子供たちが、将来的に、社会生活に支障をきたしやすい特性を有していると考えます。それは、学年が上がるごとに、人見知りであるがゆえに、集団内での自主的孤立状態が惹起され、さらに落ち着きがない、暴言・暴力や忘れ物が多い子供は、集団の中ではじかれる可能性があり、その特性がさらに顕性化することで、孤立化していきます。そのため、コミュニケーション能力の成長が停滞し、不登校や学校にいかずに非行に走ることも考えられます。

また、進級・進学・新学期や夏休み明けに、体調を崩したり頭痛がひどく連日性になると、登校できなくなり、それが負の連鎖になり長期の不登校への原因となる例を、日々の臨床で数多く経験しています。

発達障害について

それでは、このような状態を引き起こす原因は何が考えられるであろうか？

米国精神医学会から二「ＤＳＭ-Ｖ：精神疾患の診断・統計マニュアル」の日本語訳が二〇一四年に発行されました。これによると、神経発達障害の主要な四つを上げると、１．自閉症スペクトラム障害（ＡＳＤ）、２．注意欠陥多動性障害（ＡＤＨＤ）、３．限局性学習障害群と４．運動障害群です。以下、これら四つのうち頻度の多い、自閉症スペクトラム障害と注意欠陥多動性障害に注目して、その症状の特徴を述べてみたいと思います。

自閉症スペクトラム障害（ＡＳＤ）

ＡＳＤ（自閉症スペクトラム障害）についての特徴は、神経・精神疾患診療マニュアル（日本医師会雑誌：第１４２巻特別号：日本医師会発行：２０１４）を参考に述べさせていただきます。これは、生来の社会性の障害、コミュニケーションの障害や想像力の障害が特徴的で、自閉症やアスペルガー障害の親族に多く、遺伝性が指摘されています。また、公認心理師による神経発達テストにて、拡大自閉症発現型（broad autism phenotype:BAP）という、典型的なＡＳＤではないものの、グレイゾーンのタイプも注目されています。近年になり、種々の精神疾患にＡＳＤやＢＰＡの存在が指摘されるようになり、従来からの統合失調症や双極性障害などの典型的精神疾患と診断しにくい多様性の病態が入り混じって、診断に苦慮したり、非定型抗精神病薬が有効な精神疾患と異なり、これらの薬剤の効果が不十分な難治性の例にも直面することが多くなっております。

本邦では、五八人に一人（一・七パーセント）で、これは十年前より、二倍に増加していると報告されています。また、男性：女性＝五：一と男性が女性より五倍多いのが特徴であります。これには、自閉性障害、アスペルガータイプ、広汎性発達障害の三つが分類されていますが、主な特徴は、問診に挙げた六項目の症状を幼児期からあったかどうか確認すると、患者さん家族や本人も納得されます。当院の公認心理師による神経発達テストの結果から最終的に確定診断を行っています。

これら自閉症スペクトラム障害の全般的な特徴は、人見知り、人とのかかわりが苦手であるということです。この結果、学校であればクラスに入りたくない、会社であれば出勤したくない状態になり、そこに身を寄せることにストレスを感じてしまい、心身ともに不調となり、不登校や出勤拒否の状態になります。また、同一性保持の傾向から、自室にこもって自分の特定の興味に対する造詣が深くなることで、集団の中で授業には出てないが、自分の特定の知識が深いことから、「こんなことも知らないのか？」と、同級生たちを小馬鹿にしたり、組織に対して不満をぶちまけます。この結果、集団になじめずに孤立していきます。それでいながら、特定の知識の深さのみを自己の存在感のよりどころにすることで、価値観の相違が惹起され、組織への適応能力の低下を生んでしまいます。このような気質は、成人するに従い、ますます強くなる傾向になり、その結果、大人の引きこもりの原因になっている可能性が高くなります。

その幼児期からの特性について、上記文献から引用させていただきます。幼児期からすでに、特定の音、光や触覚に知覚過敏があり、過剰に反応して驚愕反応をしめすこともあります。また、この時期には、最も両親や家族からの愛情が注がれるべき時期ですが、もともと愛着形成の遅れがあるため、可愛がっても反応しない、可愛くない子になると養育者側に強い欲求不満が生じ、それが言葉や肉体的な虐待を惹起することになります。

集団教育の時期になりますと、既述しましたように、運動会、遠足やグループ学習などの集団行動の苦手さから、運動会の練習時期や、登校時に身体の不調を訴えるようになり、登校拒否の姿勢が見えてきます。これは、他者への共感性の欠如・場の雰囲気の読み取り障害、社会的な行動の欠落のため、環境への適応ができずに学校での問題児となり、その表情や態度が弱弱しく見られいじめの対象になりがちです。また、家庭内での、虐待やいじめの迫害体験から、他者の行動を誤解してしまうと問題行動をおこして、一段と環境から孤立していくことになります。また、特定のものへのこだわりが強く、特定の興味に拘泥する同一性の保持から、同級生の知らないことに知識が豊富になると、同級生を見下す傾向も強くなります。

その結果、本人は根拠のないプライドがはぐくまれ、その態度に周囲からの反感を買うことも多いのが特徴です。

このような特性のため、自閉症スペクトラム障害は、社会で「生きづらさ」を自覚し、養育者は「育てにくさ」を感じるようになります。そして次第に登校できない状況が、親子関係をさらに悪化させ、友人関係の構築もできずに自宅にひきこもるようになっていきます。さらに、社会で生きにくい特性から、多彩な併存症を有することになります。最も多いのは、うつ病であり、成人例の自閉症スペクトラム障害の過半数にうつ病を併存するといわれています。さらに気分の変調が特徴的な双極性障害も併存しやすくなります。さらに、選択性寡黙・強迫性障害・摂食障害も伴い、統合失調症や境界性人格障害と誤診されることが多いのが特徴です。さらに精神科疾患のなかに未診断の自閉症スペクトラム障害が見逃されていることが多いのも特徴です。幼児期からの迫害体験は、人生に大きな悪影響を及ぼし、不快体験が重なると、他者の存在そのものの負の刺激となり、自傷や他害など、強度の行動障害にいたるといわれています。さらに性非行は四割にのぼることも特徴的であるとも言われています。虐待の既往があると青年期以後になり双極性障害を発症することもありますが、この病態自体が、遺伝性が強く養育者のいずれかが被虐待者であるため、負の連鎖をおこすことになります。

ＡＳＤに関しては、社会適応力をはぐくむためには、特別支援教育による教育的対応と十分な職業訓練が重要で、知的障害に左右されず適応は悪くないといわれています。私自身は、外来診療現場で、このような患者さんと相対した時には、既述したように、人との関わりが苦手で、同一性の保持が特徴的なため、接客やチームワークの就労は避けて、自分の特性を理解して、自分の得意な分野を伸ばすように指導しています。ＡＳＤの予後は、診断の遅れは、適切な療育対応を遅らせる結果となり、重症の併存症の早期発見に注力し、ベースにあるＡＳＤを見逃して併存症のみの治療は、長期にわたり問題解決になりません。このため、このような患者さんの最重要ポイントは、早期診断による早期からの療育であり、その社会性の障害のため、放置は最悪の対応であることを銘記すべきです。さらに、社会資源として、個別支援教育（保健室登校）、医療・福祉・教育の充実、社会的な経験を積み重ね、非社会的な行動を修正、両親へのペアレントトレーニングにより養育者へのＡＳＤに対する絶え間ない心理教育を行うべきです。さらに、このような患者さんは、プラスの強化のため、頑張ったことや、やり終えたことや些細なことでも褒めることで行動修正を行い、自己肯定感を高めることも重要です。

注意欠陥多動性障害（ＡＤＨＤ）

ＡＤＨＤ（注意欠陥多動性障害）は、人口の十一パーセントを占めるといわれ、男子：女子＝十三・二パーセント：五・六パーセントと、男子が女性の二・五倍多い傾向があるといわれています。その症状は、以下の三つに分かれています。多動性、衝動性、不注意を主体とする特異的症状を呈しています。この典型的な症状はすでに乳幼児期から特異的な言動で気づかれることになります。1歳半と3歳時検診にて、活発な子供、目が離せない、幼稚園・保育園では、多動さ、不注意さ、口より手が早い、言うことを聞かない子供、乱暴な子供、慎重さに欠ける子供、大人たちは何度も注意・叱責しあきれ果てる、親が周囲の子供との違いに気づかれます。学童期には、規律ある生活が強いられる学校生活で、その異常さに無視され、孤立しやすくなり、親や先生からの注意、叱責が激しくなります。思春期には、大人と激しく衝突する一方で多動性はこの時期には影をひそめ、衝動性、集中困難が顕著になってきます。さらにかっとしやすく、不満を相手にぶつけやすい、学習不振から意欲低下や無気力が目立ってきて、円満な友人関係が築きにくく孤立しやすくなります。

そのため、家庭でも居場所がなくなり、自尊感情の低下、抑うつ気分など情緒的問題から家族や学校など周囲との折り合いが悪くなり、さらに癇癪、怒り、暴力、非行など周囲から隔絶される結果になります。

青年期・成人期には、注意集中が低下して仕事が長続きせずに、身の回りの整理整頓ができない、仕事が中途半端になったり、言われたことを忘れ、物をなくすなど生活上でのつまずきあり、周囲からそのことを指摘され、理解者が少なく、孤立しやすくなってきます。このため、心のやり場のなさから、アルコールや薬物を濫用したり、ギャンブルに興じたり、性的依存などで、心の安らぎを求めるようになります。

さらに、自閉症スペクトラム障害との併存の例もあり、このような例では、社会的・学業的・職業的機能につまずき、日常生活での困難さ、生きにくさが自他覚され、社会的孤立が生まれます。それが成人の引きこもりにつながってくるわけです。

このような自閉症スペクトラム障害やＡＤＨＤの患者さん方の、受診するきっかけについて以下に述べたいと思います。

上記いずれにおいても、社会に出ることで、精神的な不調感を訴えやすくなり、抑うつ気分、頭痛、動悸、食思不振、息苦しさ、不眠、倦怠感を訴え、精神科や心療内科を受診します。当院では、当初このような患者さんをうつ状態やうつ病として抗うつ薬などを開始し、増量や薬剤変更をしても治療効果があがらず、通常のうつと違う臨床経過をたどります。ここで、自閉症スペクトラム障害やＡＤＨＤを疑い、公認心理師の神経発達テストにより、発達障害がベースにあり、このような患者さん方を、うつ病、双極性障害や不安障害などと診断していた経緯があります。発達障害に伴ううつ病や双極性障害などは、薬剤抵抗性で、症状は本人のストレスの暴露の多寡により、気分がいい時に受診したり、ストレスがあると気分が低迷して、一進一退の症状経過をたどるのが特徴的です。このため、発達特性を念頭に置きながら初診の患者さんには、乳幼児期からの特性があったかどうかについて聞き及ぶことで、発達障害を見逃さない診断力がついてきたと思います。

以上発達障害について述べてきましたが、文献的にはばらつきはあるものの、発達障害は百人に四〜五人程度は我々の周囲に存在することを認識すべきです。この病態は、脳の病気ではなく発達特性という状態であり、人並みの枠に入れないため、褒めて伸ばすこと、十歳までに早期の気づき・発見・対応をすべきであります。そして、発達障害の特性を理解し、国、地域、学校・職場さらには家庭において受容し、ほめて支えて、依存から自立そして自活の道を模索すべきであります。

養育歴は、依存から自立そして自活へ大きく影響する（三つ子の魂百まで）
――正の我慢と負の我慢――

二〇一五年に「さんさい」（天理教少年会発行）：特集　進級、進学　お母さんも心の準備！　に以下のような私の論文が掲載されました。開院以来十二年経過して、頭痛を訴えて受診する子供たちの心の奥底に潜む、様々な問題に焦点を当て、記したものです。

これまでも述べてきましたが、開院以来、大勢の子供さんたちが、頭痛、めまい、悪心、嘔吐、食欲不振、下痢や動悸など体調不良を訴え、当院を受診する例があとをたちません。このような子供さんたちの特徴は、その大半でストレスに対する脆弱性が認められます。要するに種々の生活の中で、面倒くさいこと、辛いことや嫌なことなどがあると、心と体が反応して、上記のような症状により登校できなくなります。そこで親御さんたちは何か病気ではと思い、クリニックを受診されます。私はこれを「行きたくない症候群」と呼んでおります。これは、学校のみならず成人においても同様であります。

養育歴はうつ病に関与

そこで、子供のみならずどの世代においても、「行きたくない症候群」で受診される患者さんが多数受診され、養育歴がその病態に影響しているか否かについて検討しました。養育環境に「過保護、過干渉、放任、両親の不仲、兄弟の不公平性、ドメスティックバイオレンス（ＤＶ：家庭内暴力）、ネグレクト（育児放棄）」の七項目のいずれかがあったかどうかについて、複数選択としてアンケート調査を行いました。調査は十六歳以上の九〇二例に行い、平均年齢は四〇・二歳でした。その結果、うつ病／うつ状態と診断された五六二例と健常状態三四〇例のそれと比較して、上記七項目の一つ以上が該当した比率は、四九パーセント対二三パーセントで健常群に比し二倍以上でした。うつ病群で、最も頻度が高かったのは、両親の不仲で、次いで過保護、過干渉、兄弟の不公平性、ＤＶ、放任、ネグレクトの順でした。これはうつ病と七つの養育歴との因果関係が十分あるとの根拠を示しました。

三つ子の魂百まで　――正の我慢と負の我慢――

人間の脳は、成人で平均一・三kgですが、生下時の脳は平均三五〇グラム、三歳までに約三倍の九〇〇グラム、さらに十歳ごろには成人脳の九割まで基本構造が完成するわけです。昔から「三つ子の魂百まで」といわれておりますが、これは科学的根拠のある諺でありま す。たとえば、フィギュアスケートの羽生結弦選手が、十代で金メダリストになりました。それは、もって生まれたたぐいまれな才能はあっても、大震災に負けない本人のたゆみない努力がなければ、世界一にはなれなかったと思います。これは、羽生選手の小さいころから培われた「耐える、こらえる、踏ん張る」精神力のなせる業と思います。私はこの頑張りを「正の我慢」と呼びます。

それでは脳の重量が何故増えるのか?です。大脳の神経細胞は百四十億個あり、これは脳の病気を有さない限り地球上の万人に生まれつき備わったものです。各々の細胞と細胞を連結する神経線維が伸びていき（シナプス形成）、前頭葉や側頭葉など脳のあらゆる部位の細胞間で連絡網が張り巡らされます。それが脳の成長であり、体の成長とともに脳重量の増加をもたらす要因になります。それでは、そのシナプス形成がどのようにおきるかであります。生まれ落ちてから、五感を通して脳が刺激され、脳内でシナプス形成が行われ、あやすと笑う、立つ、歩き始める、言葉を覚える、走り始めるなど子供は日々成長していきます。これら基本的な成長とともに、心も形成されるのは当然です。羽生選手の前向きで目標に向かう「正の我慢」は、脳内で「正の良いシナプス形成」がなされ、人の心を成長させます。しかし、小さいころから、過保護、過干渉、兄弟の不公平性やＤＶなどの七つの因子は、本人にとっては「負の我慢」を強いられることで、脳内では「負のシナプス形成」がおこると考えられます。その結果、やる気がない、怒りっぽい、注意力散漫など、抑うつ傾向やキレやすい性格になりやすいのです。そのような性格でも、肉体的には他の同級生と変わらずに成長し大人になります。しかし、心が成長しないと学校や会社などに不満を持ち、適応力がなく、ストレスから抑うつ傾向になります。よって、三歳まで、さらに十歳頃までに、「良いシナプス形成」をして脳内の心の成長を促すべきと思います。

ストレスの多い新学期

毎年四月は、小学校・中学校・高校さらには大学に至るまで、進級や進学など、子供さんや親御さんたちも、それぞれに期待や不安の時期でもあります。特に、先生や同級生たちとの人間関係の構築、通学や居住環境の変化、さらには進級や進学に伴いステップアップした勉強にも対応しなくてはならず、子供さんには極めてストレスの多い時期であり、本人や家族も人生の踏ん張りどころであります。特に働いているお母さん方は、子供のみならず配偶者や自身の異動、転勤や昇進など同時期に、三つ四つのストレスを抱え込むこともあります。シングルマザーのお母さんであれば尚更、その負担は重くなります。

そのストレスの時期は、四月のみではありません。五月の連休明けや夏休み明けも、体調を崩して不登校になる子供さんが多いのも特徴です。以前から五月病と言われておりますが、環境に適応しようと懸命に頑張ったが、一杯一杯になってしまうと長期休みの自宅での生活が心地よくなってしまいます。それが連休明けや夏休み明けに「プチうつ」状態から「行きたくない症候群」になります。

親御さんたちは、自分の子供が、学校に行き、勉強や運動をするのは当たり前と思っております。しかし、朝起きられない、学校に行かない、宿題しないなど、当たり前と思っていることができない場合や、当たり前にできていた生活に微妙な変化が出てくると、親御さん達は、イライラして当たり前に学校に行くべきだと、子供に強要しがちになります。これは、単発的なら致し方ないことであり、たまには強く言ってしまうこともあるかと思います。しかし、それが連日になると、「バカ」、「しっかりしろ」、「お前なんか生まれなきゃよかった」などの言葉や、手を挙げるなどの暴力にまで発展すると、躾ではなく虐待になってしまいます。これでは、本人が生きる力を持てるはずがありません。既述したように、子供の負のシナプス形成の元凶となる、過干渉、両親の不仲、兄弟の不公平性、ＤＶ、放任や育児放棄は、子供たちに「負の我慢」を押し付け、その成長を妨げる大きな要因であることを認識すべきであります。このようなストレス環境での生活を強いられると、不登校になったり、その弱弱しい雰囲気からいじめの対象にもなりかねません。

それでは、過保護は「負のシナプス形成」になるかということになります。養育歴の中で、唯一過保護は、本人にはもっとも心地よい環境であり、他の六つの「負の我慢」と一見すると違うように思われがちです。しかし、過保護は、子供の言いなりになり、物を買い与え自分の思い通りになるように育て上げるために、ストレス耐性が脆弱になります。その結果、自分の思い通りにならないと気がすまない、キレやすい、根拠のないプライドが高く、協調性に乏しい自己主張の強い人間になってしまいます。このような性格は、物事に対処するときにこらえ性がなく、社会の中で適応できずにうつ病になりやすいのが特徴です。これは「正の我慢」がないまま、脳内で「耐えられない、こらえられない、踏ん張れない」ことで「負のシナプス形成」の結果ということになります。

良いシナプス形成をするには？

それでは、親御さんの思いのように当たり前のように子供さんが登校できる環境とはどのようなものでしょうか？この時期は、本人なりに頑張ってきたが、心身ともにアンバランスをきたしているので、「無理をさせない、怒らない、せかさない」ように、「今は無理しないでいいよ。元気になってからまた頑張ろうね」と受け止めてあげることです。まず親御さん達が、疲れた子供さんの首に縄をつけるのではなく、本人を信頼して下支えをしてあげることにより、辛い時期を一つ乗り越え生き抜く心を育んで上げてください。一年、二年さらに三年間（三年千日）この頑張る力を育むことで、子供さん方はたくましく成長していきます。生まれ落ちた時から、家庭内が平和で穏やかな日々が、子供たちの健やかな成長の土台になります。そして、小学四年生までに、一日一個「良い我慢」をさせ、一日一個「褒めてあげる」ことで、脳内での良いシナプス形成により「耐える、こらえる、踏ん張る」パワーがつきます。成人してからニート、フリーターや引きこもりにならないように、「依存から自立、そして自活」できる人間形成を目指しましょう。これこそが、家族全体が最も穏やかな人生を送れる秘訣でもあります。

認知症患者さんは、自活から自立そして依存へ

当院は、二〇〇三年に開院当初から、言語聴覚士による「物忘れ診断外来」を開設しました。何故なら、その当時からすでに高齢化社会になり、痴呆症が増加していることに注目して、頭痛・うつのみならず物忘れ外来を立ち上げました。これは、物忘れを主訴に受診し

た患者さんに、認知機能や記憶力がどの程度の状態なのか脳の認知機能検査を専門的に行ってきました。これにより認知症なのか、軽度認知障害なのかなどの判定をしてもらっています。すでに前半で示したグラフ1のように、開院十六年半の認知症の患者数は、三〇二五例でした。当院が物忘れ診断外来を開設して一年八か月後に、厚生労働省から、「痴呆症」という病名が、「認知症」に改められました。これは、痴呆症の名の示す通り、一九七二年に呆けた舅をめぐる家族の様子が描かれベストセラーになった有吉佐和子作「恍惚の人」に起因していると思われます。これ以降、「呆けた」「呆け老人」などの言葉が、巷で汎用されることになり、その個人に対する差別的意味を避ける意味があります。そこで、物忘れを主体にした症状に対しての病名は、認知症となったのです。これと相まって、介護保険も導入され、社会の中でも認知症の患者さん方への、医療・介護のニーズが増加してきました。

認知症の症状は、「人の名前が出てこない」、「日付や場所がわからない」「同じことを何回も言う」、「物の置き場所がわからず家の中を探し回る」、「リモコンの操作がわからなくなる」、「味付けが濃くなる」、「同じものを買ってくる」、「ボタンがずれる、後ろ前を間違えるなどの着替えがうまくできない」、「トイレで失敗が多くなる」、「誰かがいるなどの幻覚」、

「お金や財布をとったでしょなどの物盗られ妄想」「徘徊」などです。これらの症状は、緩やかな下降線で、徐々に進行する病態です。特に同じことを何回も言ったり、聞いたり、やったりすることで、同居している配偶者や家族、さらには遠隔地の子供たちまで巻き込んで、その対応に苦慮する症例が、日々の診療においてあとを絶ちません。さらに、認知症の患者さんは、物忘れのみならず、その進行性の病態から介護者に負担のかかる症状により、介護負担が増加する病態でもあります。それは、日常生活動作（ＡＤＬ：Activity of Daily Living）の基本である、食べる、歩く、排泄する、着替える、入浴のＢａｓｉｃ　ＡＤＬです。これら五つのＡＤＬどれをとっても、介護者側に負担がかかることになります。食べこぼしがあったり、口にいれても飲み込まないなどがあればやしなう、嚥下を促すなど見守りや介助を要することになります。歩行についても、起居動作からふらつく、小刻み歩行、不安定性歩行になると、転倒しないように脇を抱える、手引き歩行、ひいては杖歩行から車いす生活を余儀なくされます。これもすべて介護者の見守りや介助が必要になってきます。排せつ行為についても同様です。トイレは、きちんとトイレに行き排せつして、ふき取りも恙なく行い、下着や着衣を整え、トイレから出るのが一連の行為です。認知症の患者さん方は、この一連の行為で、介護を要することになります。まず、足腰が弱り尿意や便意を催して、トイレに行くが、その移動に時間を要することで排泄準備が間に合わなくなります。そのため、排尿や排便の失敗により、便器をよごす、下着を汚すことになり、その尿の臭いなども家族の介護への心理的負担が重くなります。また、トイレの失敗をしてはいけないという意識が働く人は、トイレに行ったことを忘れてしまい、一〜二時間でまた行きたくなる、それが、一晩に十回以上にもなると家族も物音で起こされるため、落ち着いて眠れなくなったりして、診察室では、患者さんより自分が眠れないので何とかしてほしいという訴えにもなります。物忘れが進行することで、自分が排泄についても忘れてしまい、尿便失禁状態になっていきます。

また更衣についても、認知症が中等度以上になると、季節に見合った服、外出するのに着替えていた服など自分で服を選ぶことに支障をきたすことになります。また身の整容に頓着することがなくなり、熱さ寒さに関係なく同じものを着て、着替えることなくその上に何枚も着る重ね着も特徴的になります。さらに、ボタン付けの着崩れ、服の前後ろ、上下、裏表を間違えたり、袖を通すところもわからなくなり、介護者の手を借りることになります。また、ズボンも前後ろも間違え、足をどちらに通すかもわからなくなり、自分ではくこともできなくなります。

さらに入浴に至っては、早期から、介護施設で、入浴介助は、介護現場で当然のことになっています。これは、自宅での入浴で、体にかけ湯をして、バスタブにつかり、洗髪、洗身し、またバスタブにつかり、全身を拭いて着替えるという一連の遂行機能に支障が出てきます。このため、介護者の手が必要になってきます。

ここで、患者さん側の症状と逆に介護者側からの問題点を考えてみたいと思います。まず上記のようなＡＤＬで支障がでてきて、自立生活に支障が出てくると、介護者の負担が増えてきますと、それを支えるためには受け入れるしかないのですが、そこには限界もあるわけです。さらには、同じことを繰り返す言動が拍車をかけますが、介護者のストレスはピークになります。その時に、介護現場では、またこんなことをして、また汚した、なにやってるの?さっきそれ言ったよ、やったよ、また同じこと言ってなどの言葉が増えてきます。その時に、患者さん側は「人を小馬鹿にして」と言って、口答えをする方もいます。

このような現場で、いかに親子や夫婦であっても、感情的になりかねません。その結果、怒りの矛先をお互いに向けてしまい、喧嘩腰になり、患者さんの易怒性が出てきます。それがひいては、異常行動となって介護者の手が付けられなくなります。そこで、外来受診の際に、介護者側から、こんなことがあって困ります、夜も寝ないで困ります、何とかしてくださいと訴えます。このような患者さんと介護者との折り合いが悪くなります。その結果、患者さんは、抑うつ気分、易怒性、攻撃的行動、幻覚、妄想、異食や過食行動、徘徊などの行動心理症状（ＢＰＳＤ）を呈する場合があります。これらの治療方針には、ケアの質が挙げられています。そこで、ケアの質をあげるために、外来では、患者さんには、よく見てもらっているねと介護者へのお礼を促すと、本人もえーよくやってくれますよ、などの言葉が聞かれます。介護者はまんざらでもない顔をされほくそえんでいます。さらに、患者さんが診察室から出られた後、介護者によくやってますねと一言伝えております。これは、介護者をいたわることで、自分の苦しみをわかってくれる人がいるというほっとした気持ちになっていただくことを心がけております。そうすることで家庭に入っても、患者さんの言動を受け入れ、やさしい対応をすることで、ケアの質があがります。その結果、上記のような行動心理症状も減って穏やかに受診される患者さんと介護者を多数経験しております。このように認知症外来では、介護者に伝えるのは、「患者さんの記憶はとんでいるが、感情は残っている」ため、だめ、何やってんの、また言っている、またやっているなどの言葉を吐くことを「もぐらたたき」にたとえます。モグラたたきをすることにより患者さんは絶えず抑圧される結果、抑うつ気分になります。それゆえ、記憶障害のことを受け入れて、モグラたたきをしないようにつたえますと、当院でのＢＰＳＤの患者さんは、きわめて少ないと自負しております。三千例を超える認知症の患者さんを診察してきて、思うのは、皆赤ちゃん返りをするわけです。それはどういうことかということであります。

そこで、人間の成長過程を〇歳児から思い起こしてみたいと思います。〇歳児はまだ母乳や人工乳の授乳、オムツで、ほぼ仰向けで寝ている状態です。その後寝返り、お座りの時期をすぎて、一歳になる頃にはつかまり立ちから、よちよち歩きになります。また、この時期には、歯が生えてきて離乳食になります。しかし、この時期はまだおむつの時期であります。一歳半を過ぎるころから、よちよち歩きになりますが、まだ転倒がこわく、親御さんたちは手を添えて介助してあげます。食事はスプーンを使って徐々に一人で食べ始めますが、食べこぼしは当たり前です。三歳ころには、食事も箸を使ったり、一人で歩いたり、走ることもできてきます。また、トイレにも尿意や便意を教えて、一人で排泄するようになります。しかし、まだこの時期は、着替えの独り立ちは難しいと思います。

このように、基本的な上記の五つのＡＤＬが日常的に自立するのは、入浴も自立する小学生になってからだと思います。そして、すっかり自立生活をおくれているものの、まだ高校生や大学生までは親のすねかじりです。要するにまだ自活までには至っておりません。

そして自活するようになるのは、高校や大学を卒業して、社会人となり、汗水流して働いて得た給料が入り、親からの仕送りもなくなって初めて自活していくわけです。このように人が自活するのは、生まれてから二〇年以上かかるわけです。

こうしてみると、認知症の患者さんは、〇歳児からの成育歴を逆方向にひたすら向かっていくことに気づきました。そこで赤ちゃん返りをしないように、「自活から自立、そして依存」方向にいかないように受診時に伝えています。それは、赤ちゃん返りをしないように、トイレ、着替え、入浴、歩行や食事ができるだけ長く自立して、介護を要さない自力で生きられるように、サポートしております。しかし、臨床経過と加齢により、徐々に、自立から依存の方向に向かい、要介護の状態になるのはやむを得ないことです。自立できる時間がより長くなるようなサポートに注力しております。

口・手・足を動かす

そこで私が外来診療の中で、認知症の患者さんにお伝えするのは、自立していくことです。そのためには、脳機能を絶えず刺激することです。そのためには、いろいろな人と関わり会話をすることです。会話は、相手の話を聞いたことを理解して、当意即妙の内容を前頭葉で構成して、話し言葉に変えます。それを会話中に繰り返すため、絶えず五感をフルに使って会話に加わることです。口を動かすと説明します。手を動かすとはどういうことかといいますと、日記をつける、折り紙を折る、塗り絵を塗る、台所で刻み物をするなど、すべて脳からの命令で、手を動かします。このような動作や行動は、すべて脳からの刺激によるものです。こういう行動は、自分の意志が働かないと成り立ちません。それゆえやろうという意欲がベースになり、それにより行動が成り立ちます。日中、何もしないでただたたずんでいたり、居眠りしているだけでは、脳は衰えるばかりです。これは足も同様です。立つ、歩くことは、本人の意欲で、いわゆる自立するわけです。歩くことは、子供の成長で既述したように順調な過程です。それが、加齢とともに、両下肢の筋力が低下するフレイルという老化現象により、ヨチヨチ歩きになったり、杖歩行から車いすになります。しかし、認知症の患者さんは、抑うつ気分や意欲も低下すると、つい歩かずにほとんど横になっていると家族が外来でこぼします。このような生活は、必然的に歩行障害の最たる原因です。足を動かすというのは、立って歩くことです。さらにすり足で歩くのは躓きの原因にもなり、それがひいては転倒を惹起し入院を余儀なくされます。その結果認知症の症状は一段と進行し、退院した途端に家族の介護負担が増大します。そのために、普段から足を鍛えて自立生活を送ることが肝要であることを外来で強調しております。抗認知症薬だけではなく、このような口・手・足を動かす意義も伝えて、自立から依存に進まない日々の生活の意義を伝えています。

第七章　八ヶ岳山麓、豊かな自然に囲まれて

私は一九五一年、八ヶ岳の麓、山梨県北巨摩郡高根町下黒沢で生まれました。別荘地・清里は同じ町内です。現在、町村合併で北巨摩郡の名称はなくなり北杜市となりましたが、生まれ育った所ですからいまだに気分としては北巨摩郡のほうがしっくりするのは否めません。

家の門から外に出ると目の前は広々とした田んぼで、斜め左には八ヶ岳（最高峰・赤岳二、八九九ｍ）の威風堂々とした峰々が威容を誇り、右には優美な茅ヶ岳（一、七〇四ｍ）、背中には甲斐駒ケ岳（二、九六六ｍ）が峻険な姿でそそり立っています。そして南には富士山を見ることができます。

息を飲むような雄大さです。日本三大桜の一つ、山高神代桜のある実相寺はこの甲斐駒ヶ岳の麓です。それにしても造山活動というのはすごいものだとつくづく思いますし、岩を侵食していく水の力もこれまたすごいと痛感します。

私を完膚なきまでに叩き直した祖母と両親

生家はある宗教の教会です。先祖は明治時代、この辺りの名主だったといいますが、ある時家族の病気平癒を祈願して、すべての財産を寄進して家族全員でこの宗教に入信したと聞いています。今は甥が七代目として跡を継いで教会を守っていますが、私が小さい頃は祖母が四代目として病に苦しむ人、人間関係に悩む人、困難な状況に打ちひしがれている人たちを支え、力になりたいと日々人助けに専心していました。両親は祖母を敬い祖母を助けて我がことはかまわず信者さんのために身も心も捧げるという生き方を貫いていました。私にとって祖母と両親は生き方の原点を指し示してくれた大切な存在です。私の原点はこの三人にあるといっても過言ではありません。

祖母は「人に優しく己に厳しく誠真実」を文字通り生き抜いた人で、私たち兄弟にとっては厳しい人でした。兄、私、そして二人の弟と男ばかり四人兄弟ですが、私たちの朝夕の日課は廊下のふき掃除と神殿の掃除でした。当時の神殿は高床式でしたので廊下は吹きさらし。風が強い日は、神殿の上段は埃で真っ白になっていました。これをまず箒で掃いて、その後何度も雑巾をかけないときれいになりません。祖母は掃除に厳格で、私たちの掃除が終わると点検をして床に埃の縞ができていると拭き直すよう命じていました。この学校へ行く前の廊下の掃除と帰ってからの神殿の掃除が私たちの勤めでした。

それがきちんと済まなければどこへも出してもらえませんから、友達と遊びたいために早く掃除を済ませてしまおうと思ったものです。過ごしやすい陽気が続く季節ならさほど苦にはなりませんが、冬、八ヶ岳おろしの吹きすさぶ日々の手が冷たかったこと。雑巾をすすぐ水が骨まで凍るように冷たくて、手はいつもアカギレができていたものです。八ヶ岳おろしは何もさえぎるものなしに三、〇〇〇メートル近い八ヶ岳から吹き降ろしてきますので、風速一七～一八メートルはざら。しかもマイナス十五度にも気温が下がるのですから、そんな日の掃き掃除、拭き掃除はまことに辛いものがありました。

しかし、今はここから得たものは大きいと思っています。祖母はよく廊下を丸く、拭くことを許さず、四角く、隅々までの雑巾がけを厳しく仕込んでくれました。「しっかり廊下を磨くことは、自分の心を磨くことだ」と教えてくれました。

教会の暮らしは信者さんのお寄せくださる寄進によって成り立っていますが、子どもの頃はまだ社会全体が貧しくて物もない時代でしたので、経済的にかなり困窮していました。小学校は給食でしたがたまに給食がない日があって弁当を持っていくと、同級生は農家の子どもですから真っ白な白米。片や私は麦が半分くらい入った真っ黒な弁当でした。また中学校に入る時、学生服を買ってもらうことができなくて、信者さんのお宅からお古をいただきました。四月、五月とお古の学生服で過ごし、六月から九月は夏服、そして十月の衣替えで箱から出したら、学生服の右裾を五センチメートル四方くらいネズミにかじられてしまっていました。それを母は当て布をして繕ってくれましたが、明らかに目立つものでした。当時、生徒会の副会長だったのですが、繕ってくれたところを隠しながら挨拶をしたのを今でも覚えています。

こんな耐乏生活でも、両親はうまく諌めてくれたというか物事の捉え方を指し示してくれました。母は「どんな中でも喜んで通れ」とよく言っていましたし、「こういう中でも勉強を頑張れば皆が認めてくれるよ。その方で頑張ればいいじゃないの」と、気持ちの持ち方で心は豊かになることを教えてくれ、同時に祖母や父を信頼しきって「立てきる」という美徳を教えてくれました。

祖母の「足元を見ろ」は現実から目を逸らすな。自分の足元すら見ることができない者が努力をしないで上昇志向にとり付かれて実態のない幻を追いかけてはいけない。まず自分自身を知り、努力することが必要だ。そして人様に喜んでもらえるよう生きろ、ということを示してくれたのだと感じています。

そして父からは世の中がどんなに変わっても、また異なる文化の国でも人間を支える理《ことわり》は不朽不変だ。この理「天のルール」をすべての判断のものさしにせよと叩き込まれ、また決してへこたれてはいけない、強い人間になれといつも励ましてくれました。当時はつましく貧しい暮らしではありましたが、祖母、両親の三人から大きな心の柱を与えられ、私の欠点だった見栄っ張りの部分を根本から完膚なきまで叩き直されて、よかったと感謝しています。

今、大勢の患者さんを毎日診察していますが、この方たちの中にも非常にプライドが高くて、自分の思い通りにならないことばかりだという意識にとらわれて、鬱々として怒りや不満を溜め込んでおられる人がいます。私は子どもの頃、プライドが高くて見栄っ張りだった時代がありますから、患者さんの気持ちがよくわかるのです。「夢を持つとか、高邁な理想を抱くといった良いプライドもありますけど、自分中心のプライドはいろんなことを邪魔するんですよ。世の中ってそんなにうまくいかないものね」といった話をすると、「そうなんですよ」と心を開いてくださる患者さんも結構いらっしゃいます。

創意工夫のガキ大将

子どもの頃、夢中だったのは野球です。小学校二〜三年の頃から学校から帰ってまず神殿の掃除を済ませると、家の庭で毎日毎日野球をしていました。集まった人数に合わせてホームベースと一塁と三塁だけのいわゆる三角ベースでやるなど臨機応変で、とにかく投げる、打つ、走る、守る、それだけで楽しい時間でした。球は梅干大の石ころに古布を丸く巻きつけて糸で縫ったものを使っていました。また、誰もバットを持っていませんでしたから、棒を適当な長さに切って削って代用品にしました。なければ作る、それが私の原点です。何もないところから木を削って道具を作るのは実に楽しいことですし、夢中でした。

こんな子ども時代の野球ですが中学二年の時、山梨県の県大会で優勝したのは思い出になっています。末弟は高根中学校で野球をやり、高校でも野球部、そして早稲田大学の野球部で六大学のベストナインにも選ばれました。

冬になるといただいたスキーや、下駄スケートをやっていました。この下駄スケートは、当時は普通の下駄にスケートの刃をつけたもので紐でぐるぐる巻きにして水をはった田んぼが凍ると朝も明ける前によく出かけたものでした。後に群馬大学医学部時代、夏はサッカー部、冬はスピードスケート部に所属していましたが、この子どもの頃の下駄スケートで鍛えられたからでしょう。興味のあることに出会うとすぐ夢中になって必要な道具を作ったり、率先して行動するそんな子どもでした。

歩くことが基本

自宅から小学校までは、片道四十分の徒歩通学で、帰り道は同級生との四季折々の自然に触れながらの楽しい一時でした。高根中学校はスクールバスでの通学でしたから、小学校に比べるとそんなに毎日歩くことはなくなりましたが、高校は甲府第一高校でしたので通学で乗っていた中央線の日野春駅まで歩き、甲府駅から高校まで歩く。日野春駅までは先に記したように山あり谷ありの道を重たい鞄を抱えて三十分歩き、また甲府駅から甲府一高まで約二十分。学校に行くためにはとにかく歩かなければならない、というのが普通でした。このような日々は私の足腰を強く鍛えてくれました。

甲府一高には一九二四年から続いている強行遠足と呼ばれるものがあり、私の時代は佐久往還といって甲府～小諸間一〇二キロメートルを二十時間以内に歩くというものでした。

夕方五時に高校を出発して、翌日の正午までとにかくひたすら歩くのです。負けたくないという気持ちは誰にもありますし、一〇二キロメートルを歩き通してみたいという願望はみんなあります。私は子どもの頃から足腰が鍛えられていますから、三年連続で歩き通すことができました。ちなみに目的地まで到達できるのは一割いないくらいで、三年連続で参加する生徒は学年で一割ほどでした。

お前、医者にならんか――父の一言

高校二年の時、父から「お前、医者にならんか」とすすめられました。それまではまるで子どもの夢で、外交官になりたい、いやパイロットもいいな、航海士がいいかなと漠然と海外に出て行く仕事に憧れていました。父に医者はどうかと言われて、小学校三年生頃のことを思い出しました。それは野口英世の話を聞かせてもらったのだと思いますが、すっかり感動して家に帰り、「お母さん、僕医者になるよ」と言ったのです。それを母が「慶重、医者になりたいんだって」と、父に伝えたらしいのです。父はそのことを覚えていて医者への道をすすめたのでしょう。私はすっかり忘れていましたが、確かに母に「医者になる」と話したことを思い出しました。父には祖父から受け継いだ夢があったのです。私が生まれた時には祖父はもう亡くなっていましたから、私は写真でしか祖父を知りません。祖父の夢は教会の裏山に診療所を建て身体の病は医療で救い、心の病や迷いは信仰で導くという医療と信仰の両面から病める人を救い導きたいというものでした。そのためには家族の誰かを医者にしなければなりません。最初、その夢は父の弟に託されました。しかしそれは叶わず、時を経て私に廻ってきたというわけです。

父は私にこうも言いました。「医者がさじを投げたような重い病気を信仰によって奇跡的に助けていただく人が大勢いる。なぜそのようなことが起きるのか医学的に解明してくれ」

医者になるにはお金がかかる、わが家の経済状態ではとても行かせてもらえるところではないという意識でした。ところが国立大学の授業料を調べてみると、授業料は学部関係なしに月千円。医学部は六年間の在籍が義務付けられていましたが、それでも在学中に必要な授業料は七万二千円。これなら行けると俄然医学部受験が現実化してきました。

しかし、片や肝心の学力はどうかというと、中学時代は学年で一番、二番でしたが、甲府一高では、成績は鳴かず飛ばずというか一学年五百人くらいの四十番とか六十番とかをウロウロしていました。なにしろ甲府一高は県内トップの進学校ですから当時で毎年二十人くらいは東大へ入るのです。ですから、私などが医学部へ進むと言い出したのですから担任は、

「え〜、その成績で?」という感じだったかもしれません。勿論受験は失敗で、浪人することを決め予備校に通うことになりました。

兄が先に都内の大学に進学して下宿していましたので、そこに同居させてもらって駿台予備校に通うことにしました。これから一年間の浪人生活で、なんとしても絶対に合格しなければ申し訳が立たない、甘えは絶対に許されないと、固く心に誓いました。というのはちょうどその頃、生家の教会が普請を始めていまして、土台ができ上がってこれから大工さんの仕事が始まるという時期でした。生家のような宗教施設が普請を行なう時、棟梁は専門的にいるのですが、大工方は教会につながる部内教会の後継者の人たちが住み込みで手伝いに来てくださいました。皆私と同年代の人たちでした。その人たちが労働を寄進する（この宗教では「ひのきしん」という）という形でこれから毎日毎日教会を建てる仕事に従事してくださる。後ろめたい気持ちというか自分を責め立てるというか、追われているような気分で打ちひしがれそうでした。

医者である前に人間たれ

幸い一年間の予備校での勉強が結実して群馬大学医学部に入学しました。それと同時に加入したのが医学部サッカー部でした。不思議な言い方だと思われるかもしれませんが、その頃は教育学部サッカー部、工学部サッカー部というように学部ごとにサッカー部があったのです。今日でも医学部サッカー部は健在ですが、教育学部と工学部のサッカー部は新設された社会情報学部と合同のサッカー部になっているようです。私の在学していた頃の医学部サッカー部はすごい先輩たちがたくさんおられて、特に二年先輩の竹之下誠一先生（現在福島県立医科大学病院長）には、「クラブは人間形成の場」であり、しっかり自分の甘えた根性を叩き直していただきました。また、「医者である前に人間たれ」という理念で、徹底して先輩を敬い、人に礼を尽くすことや、人を思いやるといったことを教えられました。

そんな素晴らしい先輩たちが作ってこられた部なのですが、試合に出ると常に一回戦で敗退という惨憺たるものでした。このようなチームでしたが、先輩たちの魅力に引き付けられてとにかく一生懸命練習しました。一年生の後半からレギュラーで出してもらえるようになり、二年生からは完全にレギュラーの座をつかんだのです。ポジションは右サイドバックでした。

万年敗退のチームが全医体で準優勝

二年生になった時、すごい男が鳴り物入りで入部してきました。二浪して入ってきた小野(現姓・佐原)力三郎です。私は一浪ですから年齢は同じ。彼は松本深志高校時代、一九六九年のインターハイに長野県代表として出場した経験もある注目選手。インターハイではテレビアニメになった『赤き血のイレブン』の主人公・玉井真吾のモデルとなった浦和南高校の永井良和をマークしていた選手です。なにしろうまい選手で、彼のポジションは左サイドバック、私が右サイドバックですからともに防御の要です。そこから私に火が付きました。小野に負けたくないという闘志がメラメラと燃え上がって死に物狂いで練習に励んだのです。しかし今思えば私の負けず嫌いは無謀ともいえます。小野は高校時代からの花形選手。片や私は大学に入ってから本格的にサッカーを始めたいわば初心者。それが有名選手の小野に負けたくないと闘志を燃やすのですから、随分無鉄砲な話ではありますでも、この無謀な挑戦は決して無意味ではなかったのです。

一九七二年、私が二年生の時でした。それまで東日本医科学生総合体育大会（通称・東医体）に出場しても一回戦敗退で一度も勝ったことがなかったサッカー部が、驚異的な躍進をしたのです。東医体の準々決勝で対戦したのが信州大学。この試合で私が右から入れたコーナーキックに左サイドバックの小野が身体ごと飛び込んでシュートを決め、この虎の子の一点を守りきって勝ったのです。ＯＢたちはワーワー大喜び。とにかく信州大学には歴史上一度も勝ったことがなかったのですから。この勝利で準決勝に進みました。その折の東医体のベスト４は東京大学、東北大学、千葉大学、群馬大学で、群馬大学は三位。優勝したのは東京大学でした。当時、国立大のサッカー部は強かったのです。そして広島で開かれた全医体に出場。ここで決勝まで進出し、千葉大学との対戦で一対〇で敗れて準優勝でした。これまでの戦歴から思えば信じられないほどの華々しい戦績です。「お前たち、ほんとによくやった」「こんなうれしい日がくるなんて夢みたいだ」「お前たち、すごいぞ」「群馬大学医学部サッカー部、創立以来の快挙だ」などと飛び上がらんばかりに喜んでくださったOBたちの姿が、つい昨日のことのように思い出されます。炎天下でも当時はまだスポーツ医学が発達していませんから水を飲むことはご法度でした。これは今考えれば随分ひどい話です。しかし医学部の私たちでさえ水を飲むと後半走れなくなることを実感していたのですから無理からぬことではありました。ですからどんなに喉が渇いても水は飲みませんでした。今のスポーツドリンクはとてもよくできていて、汗とともに失われた電解質やミネラル分、筋肉中に蓄積された乳酸の分解を促進するクエン酸、疲労回復に役立つブドウ糖やショ糖等がバランスよく配合され、しかも生理的食塩水と同じような浸透圧ですぐに吸収されるようになっていますから、激しい運動をする時は必ず喉が渇いたと思う前にこまめに摂取することが必要です。私たちの時代はあまりに非科学的で根性論だけに縛られていたといえるでしょう。熱中症の事故が起こらなかったのが不思議なくらいです。しかし、真夏の炎天下、過酷な練習に耐えて七十分走り抜けるように鍛え上げる、これが私を大きく成長させてくれたと思っていることも偽らざる気持ちです。

「群馬の永関と小野を潰せ！」

一九七二年秋、準優勝した全医体の後、国公立大学医学部大会のベスト8で東医体の時と同じように信州大学と当たりました。ここでわが群馬大学医学部サッカー部は信州大学に再び勝利し、準決勝、決勝と勝ち進んで遂に優勝をつかみ取りました。これまで優勝に縁のなかったチームが遂に優勝までしたのですから、ＯＢたちとともにその感動を味わいました。本格的にサッカーを始めてわずか二年目。子どもの頃から歩くことで足腰が鍛えられていたこともプラスに働いた要因でしょうし、花形選手の小野に負けたくないと無謀な挑戦をし続けたのも無駄ではなかったということでしょう。

翌一九七三年八月、群馬大学が第一六回東医体の主管校となって前橋で大会が開かれました。主管校は持ち回りでしたが、すべての競技運営をするわけですからなかなか大変なことでした。サッカーの決勝戦は群馬大学対信州大学。この試合は〇対三で完膚なきまでに叩き潰され、信州大学優勝、わが群馬大学は準優勝でした。なぜ、前年の東医体、国公立大会と連勝してきた信州大学にやられたのかどうにも腑に落ちなかったのですが、その理由が数年前判明しました。ある時、当時の信州大学の医学部サッカー部監督だった川口先生と医師会で顔を合わせました。川口先生は当時市立甲府病院の院長をなさっておられました。すると、「おお永関、俺を覚えてるか。俺たちはお前と小野をいかに潰して中央突破していくか、模造紙上でお前と小野に見立ててさまざまなケースをシミュレーションして研究したんだぞ」と話してくださったのです。そうだったのかと得心しました。わがチームのセンターバックは河野先輩で背は小さいけれどいいバックスでした。信州大学は背の高いセンターフォワードを置いて、私と小野のいるサイド攻撃をさけて、センター攻撃を仕掛け続けて遂に我々から勝利を奪い返したのです。

息子は二〇一〇年、信州大学医学部を卒業しましたが、学生時代はサッカー部でした。入部した頃、「ナガセキ?群馬大の永関の息子か」と多くの先生方から声をかけられたそうです。そして「お前の親父のことは良く覚えている」と三十年近くも前の試合のことを話してくださったとか。相手チームの方々に名前を覚えていてもらうのは、うれしいものです。まして私は花形のフォワードではなく縁の下のバックスでしたから。

在学当時、東医体や全医体で活躍するサッカー部は学内の花形ですからみんな坊主頭で、体育会系のこわもてでやっていました。特に小野力三郎と私、それに先輩二人の計四人はほとんどどこかの筋の人と間違えられそうな迫力でした。いうなれば典型的な「オッス」の世界でした。これは卒業してどれほど経っても変わりません。ＯＢ会などで先輩にお目にかかってパーティになると、水割りを作ってお渡ししたり日本酒の先輩にはお酌をしたり、今はタバコを吸う方はいらっしゃらなくなりましたが、昔はタバコを出されると素早く火をお付けする、そんな感じでした。

卒業して十年くらいは何か言われると反射的に「オッス」と出ていました。体育会の先輩・後輩の関係はずっと続くのです。こういう気の遣い方やどこに出しても恥ずかしくない礼儀作法をサッカー部で学び、祖母や両親から受けた躾とともに社会に出てからの即戦力の素養を身に付けることができました。

冬はスピードスケート部に所属

春、夏、秋とサッカーでグラウンドを走り回った後、冬になるとスピードスケート部の選手として今度はリンクを滑るのが私の学生時代の部活でした。先のバンクーバーオリンピックに最年少で出場した高木美帆さんもサッカーとスピードスケートをやっていました。私はあれほどの一流選手ではありませんが、サッカーとスピードスケートの両方をやる人はいるものなのだなと学生時代を思い出して懐かしくなりました。

私が在籍した当時の群馬大学のスピードスケート部は、大学の近くにリンクがありませんでしたから、伊香保温泉の山の上にある一周四〇〇メートルリンクで四日間ほど集中合宿を行なって大会に臨むといった程度の練習でした。私は子どもの頃の下駄スケートが出発点で、指導者にきちんとした指導を受けたことがなくあくまで我流。ですからたいした選手ではありませんでした。出場していた種目は一、五〇〇メートルと三、〇〇〇メートル。転倒してしまって周回遅れになってしまうこともありました。

先に一九七三年、群馬大学が東医体の主管校を務めたことをお話しましたが、実はこの時、わが群馬大学医学部は東医体の総合優勝を遂げているのです。サッカーは信州大学に破れて準優勝でしたがラグビーは優勝というようにみんなが頑張って総合優勝をしたのです。

実はその時、冬の東医体のスピードスケートの大会で私は一〇〇メートル×四のリレーの選手で、総合優勝を逃しかねない冷や冷やものの事態を引き起こしていたのです。一〇〇メートル×四のリレーの二番手でした。ところがなんと転倒してしまったのです。このリレーで三位になったのでは東医体の総合優勝ができないことがわかっていましたので、一瞬で凍りついてしまいました。「どうしよう、俺が転倒したせいで総合優勝を逃したら……」。しかし、三番手、四番手（村田繁先生、当時医学部の学生でありながら群馬県の団体選手でした）が半周以上離されていたのを目を見張るスピードで四人抜いて二位に浮上。こうして東医体総合優勝をつかみ取ることができたのです。まさに冷や汗ものでした。これもうれしい思い出の一つです。

第八章　脳神経外科医への道

母校の付属病院脳神経外科入局

今日では医学部を卒業して医師免許を取得したほとんどの医師が医師臨床研修制度として二年間の初期臨床研修を行なっています。

これは出身大学の大学病院や研修指定病院で将来専門とする分野にかかわらず内科、外科、麻酔科、産婦人科、小児科、精神科、公衆衛生等の主要分野の研修を受け、医師として必要不可欠な基本的な技能を学ばせようというものです。

私の時代はどうかというと、研修期間はなくいきなり入局でした。ですから卒業時に進路を決める必要がありました。卒業前には先輩たちからいろいろな勧誘があって、こっちへ来い、いやこっちへ来いとお誘いを受けます。私は全体的に医療を診られる一般外科がいいと考えていたのですが、一般外科というのは脳を診ないということに気が付きました。

脳は人間の身体のコントロールタワーであり、また精神活動の中心となる臓器でいうならば脳は〝心の座〟。そして医学部受験をすすめた時に父が、「医者がさじを投げたような重病を信仰の力で奇跡的な回復を遂げる人がいるのはなぜか、それを医学的に解明せよ」という難解な命題を思い出しました。このためには脳を知らなければ駄目なのだということに思い至りました。

そうなると、脳に関する分野は脳神経外科か神経内科か精神科の三つしかありません。私は自分の気質を外科系と思っていましたので、一九七七年、卒業と同時に犀校の群馬大学医学部附属病院脳神経外科に入局することにしたのです。サッカー部の先輩の多くが脳神経外科に入っておられたことも支えになりました。

医局に入って最初に指導を受けたのは群馬大学脳神経外科初代教授の川渕純一先生です。群馬大学では一九六七年、川渕先生が初代教授となられて脳神経外科が開設され、私が入局した頃も清新な気風と向学の精神、そして患者さんに対する誠心誠意の姿勢に満ち溢れていました。川渕教授はいつも「患者さんは教科書である。患者さんから謙虚に学べ」と仰っていました。私は今もこのことを肝に銘じて大切に守り続けています。川渕教授は残念なことに一九八二年二月八日に発生したホテルニュージャパンの火災でお亡くなりになりました。お気の毒でなりません。

医局制度には地方の病院人事まで大学の医局が支配するとか、医師の自由な就職を阻むといったさまざまな弊害が指摘されて、二〇〇四年に厚生労働省が導入した新臨床研修医制度によって医局の影響力は低下しているといいますが、私の時代には絶対的なものでした。また、そういうものだと思っていましたので、命じられるままに系列の病院へ派遣されていました。これにはいい面もあるのです。医者はどのような施設に行っても適応力を持たなくてはいけませんし、どんな人間関係にもきちんと対応できなければ仕事になりません。このように人間と技術を磨き訓練するという意味で、医局から派遣されて地方病院で研修したことはいい勉強だったと思っています。一年あるいは二年関連病院に行って、その後大学に戻って一年間研究し、また関連病院に行くというものでした。

かつての医局研修医は生活が大変だったとよくいわれますが、入局後半年経ってから私立病院の当直に行ったり、前橋赤十字病院脳神経外科にアルバイトを兼ねて実践の研修をさせてもらったりで、生活はそれほど厳しいという実感はありませんでした。

今から比べると多忙な中にものんびりした研修医生活でした。二年目は山梨県立中央病院脳神経外科で一年間の研修をさせていただきましたが、ここの医長の先生に大変厳しく育てられ、医師としての人生の基本を教えられました。患者さんに接する姿勢、脳神経外科手術への戦略、論文の書き方など、この先生から受けた教えは今も大切にしています。厳しい先生に鍛えられることはとてもありがたいことなのです。易きに流れる自分の脳を鍛えていただき、それを耐え抜くことで人は成長すると実感しています。

初めての手術は慢性硬膜下血腫

脳神経外科に研修医として入局して半年ほど経った頃、初めて手術をさせていただきました。頭を打った後、二ヵ月くらいに発症した慢性硬膜下血腫という病気です。この手術は局所麻酔で行ないます。頭皮だけ局所麻酔をして、五センチメートルくらいメスで切開し、骨に痛みの神経はありませんから「頭、ゴリゴリしますよ」と言って、ドリルで頭蓋骨に一円玉大の穴を開けます。

すると硬膜という強靭な膜がありますから、これをメスで十字切開します。すると溜まった黒い血液がピューと出てきますから、そこに管を入れて溜まった血液が袋の中に出てくるようにして閉めます。

　こうすると一〇〇～五〇〇ミリリットルくらいの血液が出てきて、溜まった血腫が排除され脳への圧迫がとれ、症状が改善します。この患者さんは一週間ほどで退院をされました。これが脳神経外科医としての最初の手術でした。局所麻酔で手術ができて、しかも時間にして三十分くらいの手術ですから、入門としては最適な手術ですが、決して侮れないものでした。

　初めての手術で緊張したり、カーッと頭に血が上ったりしなかったかと聞かれることがありますが、確かに緊張感はありましたが、頭がパニックになるということはありませんでした。

　経験を重ねて少しずつ大きな手術になっていくわけですが、手術がうまくいくかどうかは手術前の戦略の十分な検討と手術後の管理が鍵を握ります。ここで恩師の川渕教授の「患者さんから学べ」という言葉が重要になってくるのです。外科系の医師の基本は手術に向かう際に、どのように目的を達成するか?血管損傷など危機管理がいかにできるかにかかっており、それは一例一例が勉強になるのです。また手術が終わったら後は知らないでは恩師の言葉は生かせません。

手術をさせてもらった患者さんのところにしょっちゅう行って、患者さんからどんな変化が出てくるか逐一聞いて、経過を仔細に観察します。術後の合併症はないか、ばい菌が入って感染症を起こしていないかと注意深く見守り、もしも何かあったらすぐに対応しなければなりません。こうして足しげく患者さんのところへ行って経過を確認することが実はすべて自分の蓄積になるのです。

だんだん場数を踏んでくると、「こういう感じなんですが、心配ないでしょうか」と尋ねられることに「これは大丈夫ですよ」と言えるようになるのです。術後の方が収穫がありますます。そのためには日曜日でも患者さんのところへ足を運ぶことが大事で、その内、この患者さんはどういう経過をたどって退院まで進んでいかれるかが見えてきます。そこまでいけば自信も持てますから、後輩の教育でも日曜に患者さんの経過を聞きに行くことを命じていました。それは患者さんのためでもあり、自分のためでもあるのです。

「患者さんは教科書である。患者さんから学べ」——まさに私の医療の原点となっている教えです。

日本脳神経外科学会専門医試験に合格

医局研修医として六年間の研鑽、研究、経験を積むと、やっと脳神経外科学会専門医の受験資格が得られます。これは社団法人・日本脳神経外科学会が認定するもので、かなり厳しい専門医試験で知られています。

六年間の研修も日本脳神経外科学会専門医認定委員会が定めた所定の訓練を指定訓練施設で受ける必要があり、また本人が直接関与した五十例の手術報告も必要で、これも内容が一定の基準を満たしていることが求められます。

これが受験資格で、今日ではさらに厳しくなっていると思います。試験は年一回の筆記試験と口頭試問。現在は筆記試験、口頭試問ともに必須ですが、私が受験した頃は筆記試験で八割以上の点数を取れば一発合格で、口頭試問を受ける必要はありませんでした。そして筆記試験の正解が六〜八割未満の者は口頭試問を受けなければならず、正解が六割未満だと不合格というシステムでした。

筆記試験では脳血管障害、脳腫瘍、頭部外傷、脊髄・脊髄疾患、その他の神経疾患に関する二百五十問ほどが出題され、専門知識と判断力を問うものでした。現在の試験ではこの筆記試験に合格した者が口頭試問に進むわけですが、九例の患者さんの症例が出され一問一答の形で、どう診断するか、治療方針をどのように決めるか、手術はどのような方法で行なうかなど、実地に即した能力が問われるようです。

一九八三年、群馬大学脳神経外科からは十人（同級生七人、前年の試験不合格組三人）が受験しました。十人の内、筆記試験で一発合格は私を含めて四人、口頭試問まで進んで合格したのは四人、不合格は二人でした。この試験の合格率は一般に六割といわれ、難しい試験でした。試験は確か七月の終わり頃だったと思いますが、六月初めには医局の配慮で臨床の仕事が極力減らされ専門医試験受験組となって、朝から夜中まで連日徹底して脳神経外科の勉強をし直しました。これが今でも非常に役に立っています。

脳神経外科学会の専門医試験に受かって専門医としての資格を得ることは、脳神経外科医としてのパスポートを得るようなものです。ただしこのパスポートは一度取得すればずっと有効というような甘いものではありません。学会、研究会、研修会、講習会への参加や、学会での発表、学会誌への論文発表、日米合同の生涯教育プログラム、脳神経外科ＳＡＮＳへの参加などによってクレジット（単位）が与えられ、六年間で最低百八十点のクレジットを得なければ専門医資格は保留となり、次の三年間で所定のクレジットを獲得しなければ専門医資格を喪失するというものです。ただし満六十五歳以上の専門医、名誉会員などは義務が免除されるという例外はあります。いずれにしても、最新の知識や技術を習得し、かつ維持するために生涯学習を義務事項とされているのが日本脳神経外科学会の専門医なのです。

現在、脳神経外科学会の認定した専門医は全国に四千四百三十人余です。開業時に専門医でなくても脳神経外科を標榜することはできますが、脳は死に直結する臓器ですので脳神経外科学会の専門医に受診することをおすすめします。ご自分の居住地の近くに専門医がいるかどうかお調べになりたい時は、〝日本脳神経外科学会〟のホームページをご覧いただいて、「一般の皆様へ」を開いていただくと県別に専門医を見ることができますので、参考になさることをおすすめします。

山梨医科大学へ

一九八四年四月、山梨医科大学（現・山梨大学医学部）に脳神経外科が開設され、群馬大学の脳神経外科の講師だった貫井英明先生が初代教授になられました（後に山梨大学学長を務められました）。貫井先生は群馬大学からモントリオール神経研究所に研究員として赴かれていた方で、脳神経外科医の草野球チームで一番・ファーストとしてはつらつとプレイするスポーツマンでもありました。その先生に「山梨に一緒に行かないか」とお誘いを受けました。貫井先生は私の研究の直接のボスではなかったのですが、貫井先生のお人柄と手術技術に魅力を感じ、地元でもあり、新しい教室の歴史づくりに参画できる期待もあり、山梨医科大学脳神経外科に籍を置くことになりました。

貫井先生は「脳神経外科の手術はほんのわずかな処置の差が生死を分けてしまうほど繊細なもの。流れを読み取る能力や高度な判断力を養うには、一例一例をしっかり診療し、決して一例たりとも、自分のデータとして無駄にしてはいけない。そのためには人間的な教養や素養が大切。さまざまな人や他大学の先生たちからも多くを学び、人間の幅を広げるように」と医局員を指導してくださいました。

そして「脳神経外科はずば抜けて手先の器用さが要求されると思われがちだが、それは器用であるに越したことはないという程度だ。勿論、ミクロの世界で血管を縫い合わせたり、細い神経を絶対に傷つけないで腫瘍を取り除くといったことが要求される以上、正確な技術を要求されるのは当然。だから自分が不器用だと思うならラットを使ってしっかり練習しなさい」と手術に対して非常に厳しく指導してくださいました。

群馬大学のサッカー部の先輩たちからは「医者である前に人間たれ」と教えられ、最初の恩師の川渕教授からは「患者さんから謙虚に学べ」と鍛えられ、そして貰井教授からは「人としての深さ、素養を磨け。一例一例を大事に」と教えられました。こうして考えてみると先輩や恩師たちはその時々に的確に私に道を指し示してくださり、医者としてあるべき姿を教示してくださったのだなと痛感します。

大学病院というのは臨床、研究、教育の三位一体で、臨床医として診療、手術を行ないながら、研究し、論文を書き、かつ学生の教育にあたり、後輩医師の指導をする……こういう極めてハードな毎年の連続です。これだけ忙しくてもやりがいは大きいのです。勉強する意欲は十二分にありますし、必要とされていると感じられれば人はいくらでも仕事も頑張れますし、自分の研究もできるのです。一九八六年から二年間は、文部省科学研究費「奨励研究A」の研究助成を受けて研究をしていましたし、一九八八年から二年間は「一般研究C」で研究助成を受け、また一九九五年からの二年間も「一般研究C」で研究費の助成を受けて研究を続けていました。

ジョージワシントン大学とラディガム・シェーカー先生

一九九三年七月、貰井教授からご高配を賜り、文部省の在外研究員としてジョージワシントン大学に留学するため渡米しました。ここには頭蓋底外科手術の世界的権威ともいわれて一世を風靡した脳神経外科のすごい先生がおられたのです。ラディガム・シェーカー先生という方ですが、驚異的に手術のうまい先生でかねてから教えを乞いたいと切望していたのです。頭蓋底外科手術というのは、顔面・頭部の最深部位の病変を正常組織を温存しながら低侵襲で処置し、患者さんの長期ＱＯＬ（クオリティ・オブ・ライフ）を上げていくというものです。「侵襲」というのは医学用語ですから耳慣れない言葉だと思います。これは医療行為として外科手術で人体を切開したり、人体の一部を切除したりする行為や、薬剤の投与によって生体内に何らかの変化を及ぼす行為を表しています。

従来は脳深部の脳腫瘍や脳血管障害の手術は頭蓋骨のみの開頭でしたので、術野が狭く脳に対する圧迫が強いため、病巣の処置の割には、術後の合併症が多いという欠点がありました。この頭蓋底外科手術は、手術の安全性と根治性を上げるために病変を広く露出して脳に対する侵襲をより小さくすることで手術成功率が格段に上がったわけです。医療技術の発達と周術期管理（手術を目的に入院された患者さんの術前、術中、術後の管理）の徹底がそれを可能にしたのです。しかし臨床研究の進展でこのような頭蓋骨などを広範囲にあける侵襲の大きな手術が必ずしも治療成績を上げないことが少しずつ認識されるようになり、加えて患者さんのＱＯＬに対する意識の高まりもあって、徐々に低侵襲の手術が脚光を浴びるようになりました。

その代表的なのが内視鏡手術やキーホール手術（小さな切開と鍵穴状の小さな開頭）で、これに加えて驚異的な発達を遂げたコンピュータのナビゲーションシステムや神経のモニタリングが安全な低侵襲手術を助けています。ただ、一方で根治を求めるためには侵襲が大きくても行なわなければならない手術もあり、たとえば顔面の頬骨の奥から頭蓋底部を突き抜けて脳に浸潤するような悪性腫瘍の場合は、脳や神経の障害を防ぐために頭蓋底部や顔面骨を外しての手術が避けられないケースもあるのです。

手術にも流行り廃りがある、というと「エッ?」と驚かれるかもしれませんが、これは事実です。たとえば新しい手術法としてある方式がＡさんという外科医によって学会に発表され、実際に画期的な治療成績を上げているとします。すると世界中の外科医はいつでも患者さんにより負担の少ない、そして確実に治療効果を上げる方法はないものかと考えていますから、なんとしてもAさんに教えを乞うて自分もその新術式を会得して患者さんを助けたいと願います。

そして新しい手術法を考え出したAさんの元にはいろいろな国から研修したい人がやってきて、新術式を学んで自分の医療現場に持ち帰り患者さんの治療に生かしていきます。このようにして新しい手術方式は国境を越えて広まっていきます。そしてさまざまな臨床の場でより改良され、洗練されてスタンダードなものへと確立されていくのです。しかし時間が経つと必ず問題点がいろいろ出てきます。するとまた新たな手術法がより患者さんへの侵襲が小さくて治療成績もいいというように提案されてくるのです。

勿論、患者さんの生命を低侵襲で助けたいという目的は同じでも、そこに至る方法は多くの研究者が考えているわけですが、同時にいくつもの術式が脚光を浴びるということもあり得ます。いずれにしても、それまでの流れを一変させるような手術方式は常に登場してきて、燦然たる輝きで外科医の知識欲を駆り立てるのです。

私がシェーカー先生から学びたかったのは、頭蓋底外科の手術手技でした。先生はインドのご出身ということもあってか、同時に研修にきていたのは韓国の先生が二〜三人とトルコの先生が二人でした。やはりアメリカには憧れるのです。第一人者に会えて勉強できますから。アメリカはそういう人材を輩出します。私の場合、期間が十ヵ月と短いものでしたから、手術見学が主で実際に手術はしていません。それでもカンファレンスに出たり、いろいろな人と触れ合いながらボスの仕事の手伝いでビデオ編集をしたり、実に充実した日々でした。ビデオ編集でも、あっちの研究室へ行ったりこっちの研究室へ行ったりしながらつたない英語で交渉しながらやったものです。

ジョージワシントン大学はワシントンDCにあり、ホワイトハウスまで約十分、有名な国会議事堂、国務省や世界銀行、国際通貨基金(ＩＭＦ)と隣接する最高の環境でした。この研修で感じたのは、日本はアメリカの技術と比べて遜色ないということで、日本の脳外科のエキスパートは絶対に負けないなということでした。この頃、信州大学の助教授が遊びにきて一緒に手術見学をしました。その時、二人が同じように感じたのは「シェーカー教授以外の他のスタッフの手術に比べると、日本人の手術技術は本当に繊細に」ということでした。確かに、日本人の手術は実に繊細。きっとこの技術で日本が世界を席巻する日が来ることを確信しました。そういうことは感じながらも、これまでアプローチしていなかった分野に触れられて、私のアメリカ留学は学び多いものでした。

五十四時間ぶっ通しの手術

アメリカで学んだ手術手技を応用した頭蓋底外科手術の患者さんは忘れることはできません。その患者さんは脳の底面から右頬にかけてこぶし大の癌ができていて、それを摘出するというものでした。貫井教授から耳鼻科の教授からの共同手術の依頼があるので、手伝うようにと言われ、二つの科の合同手術になりました。

脳神経外科の私は頭部から、そして耳鼻科の先生は顎から手術を始めました。何しろ頬の裏側の大きな癌で、これを一塊としてとらないと細胞をばら撒いてしまい再発の原因になるからです。頭蓋底部にも癌が浸潤しており、私は頭側からこれをはがし、耳鼻科は顎の方からはがすことで一塊として摘出できました。癌が血管をみんな巻き込んでいますから、癌細胞を血管の周りに残さないよう全部取り除きました。そうすると血管をつなぐ必要が出てきますし、神経を傷つけないように進めていくわけですから、われわれの神経をすり減らす手術でした。耳鼻科の先生からバトンタッチして夕方五時から翌日の正午までぶっ通しでやっていましたが、さすがに集中力が低下して後輩に替わってもらいました。しかし、十九時間連続で深夜もやり通せたのは、サッカーの辛い練習で鍛えた肉体と精神、そして父の「へこたれるな」という言葉が自然に自分の精神に根ざしていたからだと思います。

手術をしている時には、ただ無心に淡々と進めているわけです。どんなに時間がかかる手術でも患者さんの生命がかかっているのですから、音を上げることはできないのです。

後日、この患者さんは自分でちゃんと歩いて退院していかれました。

一九九八年、山梨医科大学で助教授を五年務めた後、群馬大学脳神経外科の先輩から、沼田脳神経外科循環器科病院病院長へのお誘いがあり四年半院長として務めました。病院のすべてを任されるのはなかなか大変なことでしたが、「すべては患者さんのために」「愛と誠の医療を」をモットーにスタッフとともに誠心誠意患者さんに尽くすことができたと信じています。

ここで院長としての責任もあるのですが、週に一回の当直でさまざまな救急患者さんを経験し、大学の助教授から一兵卒として頑張ったことは、現在の開業に極めて有意義であったと思います。

あとがき

「頭痛クリニック」を開院して十七年が過ぎました。片頭痛を中心とした頭痛、うつや認知症など様々な疾病の患者さんは、四万三千人（延二十六万人）を数えます。診療を重ねるうちに、自分自身の診断力や治療技術が進化してきたと実感しています。それは、患者さんが教科書以上に貴重な情報を提供してくれるからです。

自分が診断をして、その治療結果を教えてくれるのが患者さんであり、それにより手ごたえを確認しながら一例一例自信を深められる結果、自信をもってこうしなさいと指導ができるわけです。それがまたさらにフィードバックされることで診断が早くなり、迷わずに治療を進められることで診察時間が短縮され、より多くの患者さんの診察が可能となってきたと思います。

これは、すべて患者さんから学んだ結果であります。診察中で自分が感情的になることがあると、何となくその日の診察が終わっても後味の悪さが残ります。しかし、その後味の悪さを反省しながら、絶えず平常心を失わずに淡々と診察できる日を重ねてきた結果、自分が進化していると手前味噌ながら自負できるようになっております。それも自分自身が一日一個我慢をしてきて、文字通り「耐える、堪える、踏ん張る」を実践してきた結果だと思います。

家庭内の複雑な問題を抱えて、それに「耐えなさい、堪えなさい、踏ん張りなさい」と言うのは極めて酷であり、そのような患者さん方にはもちろんそんなことは言えないわけです。一緒に悩みながら、家族で話し合ってお互いの胸の内をさらけ出して、もう一度家族の絆を見直し、再構築を勧めています。このような患者さんは家庭にストレスを感じていて逃げ場がないために、「その現実を受け入れるか?·逃げるか?·徹底して戦うか?·」の三つの選択肢しかありません。

それをお話しして、二〜四週後に再受診されたときに患者さんは現実を受け入れることにより、逆に落ち着いている状況に安心することが結構多いのにびっくりします。受け入れることで「腹をくくった」結果、人間はパワーアップするわけです。

私自身の人生のうち、四十歳を超えてから生活は子供三人も含め家族を養いもちろん自活はできていたわけです。しかし、山梨医科大学（現山梨大学）の助教授時代の教授への依存心、また、そこから離れて沼田脳神経外科循環器科病院での院長時代の理事長への依存心や甘えはぬぐいきれなかったと思います。

そのような中でも日々の診療経験を積みながら「へこたれない」で前向きに進んできた結果、現在の自院の経営を通して完全に自活できるようになったと思います。

人間は、成長過程で依存から自立すると、親にしてみると最も喜ばしいことであります。何も言わないでも朝起きて学校に行き、部活をこなして帰ってきて、日曜日に試合があっても普通にこなして帰ってくる。そして月曜日もいつも通りに登校する。これは親にとってみると一見当たり前のように思えます。

しかし、それができずに、明日は何とか学校に行ってほしい、せめて保健室登校でもいいから行ってほしいと願う親御さんが、お子さんと一緒に当院に大勢来られます。親御さんたちは、お子さん方にまさしく自立してほしいのです。しかし、それがかなわない親御さんたちの悩み、苦しみが痛いほどわかります。その原因が体や脳の病気であったりするとしょうがないと思うのでしょうが、心の病（うつ、心身症、社会適応障害、統合失調症や発達障害など）は、見た目は問題ないので、親御さんたちにしてみるとやきもきするのは当然だと思います。

また、成人してから、「自立して自活」してほしいのは親の当然の願いであります。そこに影を落とすのが、ニートであり、フリーターであり、引きこもりであります。

私が、当院において多くの患者さんと相対して現代社会を見て思うのは、家族、学校や職場で、親子、兄弟、夫婦、同級生や先生、先生と生徒、上司と部下あるいは同僚の間など、社会の最小単位であるこれら二人の人間関係で治まりが悪いことです。この最小単位の二人の心を治められる人間力の希薄さです。

そのとらわれに固執してなかなか抜け出せない患者さん方に伝えるのは「まあいいか、しょうがない」と思うことで楽になりますよと伝えます。そのとらわれがなくなるところにストレスが軽減されるのです。本文に書きましたが、家庭内の幼児教育は極めて重要であり、その大前提として両親の仲が良いことであります。その中で、物と金にとらわれる以上に、一人一人が人間性を育むことで人間力が形成され、相手を許す度量も生まれ、相手のことを考えられるといじめなど相手を傷つけ、責める気持ちが軽減されると思います。

まさしく平和な気分の中で「耐える、堪える、踏ん張る」ことで、人間関係の構築力が生まれてきます。個々の人間力が強くなるところに「依存から自立、そして自活」できる社会になると確信します。そしてその先に見えるのが平和な社会ではないでしょうか？

平和な社会は、一見物や金によるところ大と誤解されがちですが、実は一人一人の心にあることを強調したいと思います。日本沈没をさせたくない憂国の士の想いが、それぞれの心に届けられたら幸いです。

令和二年六月

著者　永関慶重

引用論文・著書

1 有田秀穂　朝5分の幸運習慣　セロトニン生活のすすめ　青春出版社　2010

2 星野仁彦　発達障害に気づかない大人たち〈職場編〉禅伝社　2011

3 杉山登志郎　自閉症スペクトラム障害　日本医師会雑誌　第142巻・特別号（2）　神経・精神疾患診療マニュアル　2013

4 田中康雄　ADHD　日本医師会雑誌　第142巻・特別号（2）　神経・精神疾患診療マニュアル　2013

5 大橋　圭　近年の自閉症スペクトラム障害児の外来受診状況の推移　最新精神医学　20:293-298, 2015.

6 神尾陽子企画　発達障害　診断と治療のABC　130　最新医学別冊　最新医学社　2018

7 永関慶重、川村ルミ、永関一裕：頭痛クリニック開院14・5年の診療実態調査　―片頭痛患者の占める割合―　日本頭痛学会誌　45:168-175, 2018.

8　永関慶重、永関ルミほか：「頭痛クリニック」開設1年における診療状況と患者満足度．山梨医学　32:102-105, 2004.
9　日本頭痛学会・国際頭痛分類普及委員会（訳）：国際頭痛分類第2版日本語版，日本頭痛学会誌２００４．
10　日本頭痛学会・国際頭痛分類普及委員会（訳）：国際頭痛分類第3版ｂｅｔａ版、医学書院 東京、２０１４．
11　Sakai F, Igarashi H: Prevalence of migraine in Japan: a nationwide survey. Cephalalgia 17:15-22,1997.
12　慢性頭痛の診療ガイドライン作成委員会：慢性頭痛の診療ガイドライン２０１３：我が国における片頭痛の有病率はどの程度か．医学書院、東京、2013 p83-84.
13　永関慶重、石川初美ほか：Visual analogue scale を用いた頭痛の連続的定量的評価法 ―「頭痛グラフ」の有用性―（第1報） 日本頭痛学会誌　37:303-309, 2011.
14　永関慶重、永関一裕：生理痛と見紛う月経関連片頭痛診断に対する頭痛グラフの有用性　山梨医学　43:33-36, 2016.

15　永関慶重、永関ルミほか：　中等度以上の片頭痛発作時に対するスマトリプタン点鼻薬の外来での使用経験．　山梨医学　33:18-21, 2005.
16　永関慶重：片頭痛に対する経口 triptan5 製剤の総合評価に関する臨床的検討．　新薬と臨牀 59:1172-1179, 2010.
17　永関慶重、川村ルミほか：16歳未満の小児片頭痛例に対するトリプタンの有効性と満足度調査．　山梨医学 42:36-40, 2015.
18　永関慶重：うつ状態を伴った片頭痛患者に対するフルボキサミンの有用性．　新薬と臨牀　60:2487-2496, 2011.
19　永関慶重：　慢性連日性頭痛に対する抗うつ薬の有用性の臨床的検討　ＳＮＲＩ（ミルナシプラン）とＳＳＲＩ（パロキセチン）の相互比較．　新薬と臨牀　60:2287-2297, 2011.
20　永関慶重、永関一裕：頭痛グラフの頭痛量を用いた慢性片頭痛に対するセルトラリンの有効性の検討．　山梨医学　45:23-27, 2017.
21　永関慶重：緊張型頭痛の成因について　―頭頚部の姿勢からの分類の試み―　日本頭痛学会誌　35:19-23, 2008.

22 永関慶重、川村ルミ、永関一裕：全国病医院の頭痛外来における慢性頭痛患者の実態調査 ―読売新聞「主な医療機関の慢性頭痛治療実績」のデータ解析から― 日本頭痛学会誌 45:154-159, 2019.

【著者紹介】

永関慶重(ながせき・よししげ)

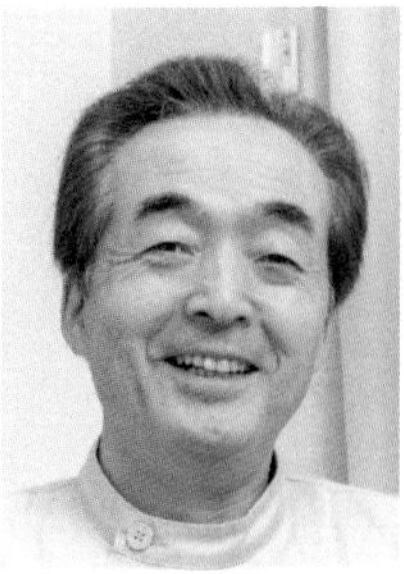

昭和26年生まれ
昭和45年　山梨県立甲府第一高等学校卒業
　　52年　群馬大学医学部医学科卒業、
　　　　　群馬大学医学部附属病院脳神経外科入局。
　　　　　以降数ヵ所の群馬大学脳神経外科関連病院
　　　　　にて研修
　　59年　山梨医科大学(現山梨大学医学部)脳神経外科へ
　　　　　転籍
　　62年　医学博士学位取得
平成2年　山梨医科大学医学部脳神経外科講師
　　5年　山梨医科大学医学部脳神経外科助教授
　　　　　文部省在外研究員として米国(ジョージワシントン大学)留学
　　10年　沼田脳神経外科循環器科病院病院長
　　15年　「ながせき頭痛クリニック」開院
平成19年　日本頭痛学会専門医取得
　　19年　医療法人斐水会ながせき頭痛クリニック理事長

【主な役職】
日本頭痛学会理事

【主な著書】
単著:『ストレスが人を育てる』:道友社:2003年、現在6版
単著:「頭痛クリニック開院 依存から自立そして自活へ」 悠飛社 2011年
共著:『学校におけるスポーツ医学』:福田 潤編:文光堂、1996年
(頭部打撲の処謹:大橋康弘、永関慶重)
共著:『脳神経外科レビュー 5 神経血管減圧術』:三輪書店:1997年
共著:『脳神経外科レビュー 6 神経血管減圧術』:三輪書店:1998年
共著:『脳死・臓器移植を考える－天理教者の見解』:天理やまと文化会議
教養ブックス16:1999年

依存から自立 そして自活へ
頭痛診療から見えた日本の影

2023年2月28日発行
著　者　永関慶重
発行者　向田翔一

発行所　株式会社 22 世紀アート
〒103-0007
東京都中央区日本橋浜町 3-23-1-5F
電話　03-5941-9774
Email: info@22art.net　ホームページ：www.22art.net

発売元　株式会社日興企画
〒104-0032
東京都中央区八丁堀 4-11-10 第 2SS ビル 6F
電話　03-6262-8127
Email: support@nikko-kikaku.com
ホームページ：https://nikko-kikaku.com/

印刷
製本　株式会社 PUBFUN

ISBN：978-4-88877-173-3